HYGIÈNE DE LA BOUCHE.

HYGIÈNE

DE LA BOUCHE,

CONSIDÉRATIONS GÉNÉRALES

SUR LES DENTS ET LEURS MALADIES, &.,

PAR

A.-L. DAUDY AINÉ,

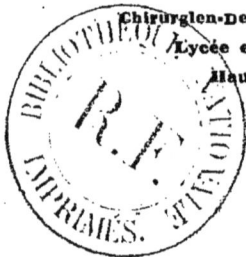

Chirurgien-Dentiste de la Faculté de Médecine de Paris, Dentiste du
Lycée et des principaux Établissements Religieux de la
Haute-Vienne, de la Creuse et de la Corrèze, etc.

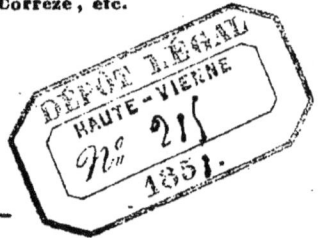

À LIMOGES. À PARIS.

CHEZ L'AUTEUR, BOULEVARD DE LA PYRAMIDE, CHEZ Mlles DAUDY, LIBRAIRIE-RELIGIEUSE

Près la Banque. Passage Saint-Roch, 40.

—

1851.

A

MGR BERNARD BUISSAS,

ÉVÊQUE DE LIMOGES.

Lorsque j'ai eu l'honneur d'offrir à Mgr l'ÉVÊQUE DE LIMOGES la Dédicace de cet ouvrage, Sa Grandeur a bien voulu m'adresser la lettre suivante :

Mon bien cher Monsieur,

J'applaudis à la pensée que vous avez eue de faire le travail dont vous me parlez ; il appartient à votre talent et à votre expérience de le traiter, et je suis sûr d'avance que vous aurez rendu à l'humanité un vrai service.

J'accepte la Dédicace que vous voulez bien m'adresser.

Recevez l'assurance de mes sentiments affectueux et dévoués.

Signé † **BERNARD,**

Évêque de Limoges.

A LA MÉMOIRE DE MON PÈRE,

CHIRURGIEN PENDANT VINGT-CINQ ANS A LA MAISON CENTRALE DE DÉTENTION DE LIMOGES.

Il dirigea avec une sollicitude constante mes premiers pas
dans la Chirurgie Dentaire.

A MON SAVANT PROFESSEUR LE CHEVALIER LEMAIRE,

CHIRURGIEN-DENTISTE, CONSULTANT DU ROI.

La science Chirurgicale lui doit de savants travaux d'Odontotechnie
ou art du Dentiste.

A LA MÉMOIRE DE MON FRÈRE,

ENLEVÉ A LA SCIENCE EN 1825,

Il venait de remporter au Concours le Prix d'Honneur décerné par l'Administration
des Hôpitaux de Paris.

A VOUS, MES PREMIERS MAITRES,

CE FAIBLE TRIBUT DE RECONNAISSANCE!...

J'ai divisé cet opuscule en huit chapitres :

Le 1er renferme des notions générales sur le système dentaire ;

Le 2e traite de la première dentition ;

Le 3e, de la deuxième dentition ;

Le 4e, de la nutrition des jeunes enfants et des accidents occasionés par la sortie des dents ;

Le 5e, des maladies des dents et des gencives ;

Le 6e, de l'hygiène de la bouche ;

Le 7e est un conseil aux mères de familles ;

Le 8e, de l'odontotechnie, ou art du dentiste, et de la thérapeutique des dents.

Enfin je terminerai par un certain nombre de formules, de médicaments destinés à combattre les affections des dents et des gencives, etc.

CHAPITRE PREMIER.

De l'Anatomie et de la Physiologie des Dents.

———◦❖◦———

Le Créateur, dans son infinie prévoyance, pour éviter sur la terre la confusion et l'antagonisme parmi les animaux, a donné à chaque espèce appétence d'aliments de différentes natures. Aux unes il a assigné pour nourriture les matières végétales ; aux autres, les matières animales ; à un certain nombre, la chair inanimée ; à beaucoup d'autres, la chair vivante. L'homme seul a reçu le privilége de prendre ses aliments dans les trois règnes : aussi a-t-on dit qu'il était omnivore. Chaque famille animale a dû dès-lors être organisée en vue de son mode d'alimentation.

L'entretien de la vie exigeant la consommation ou la destruction d'une certaine quantité de matière organique, il a fallu dans chaque espèce animale des organes destinés à accomplir cette œuvre. Ces organes ont dû être très-variés suivant les espèces ; ils sont étudiés sous le nom d'appareil digestif.

Une seule partie bien secondaire de ce système digestif, les dents, devant faire l'objet de notre attention, nous
nous bornerons à étudier le système dentaire.

Comme l'animal est forcé de saisir sa nourriture,
le mode de préhension des aliments a singulièrement va-
rié suivant les espèces : en effet, les unes les prennent
directement avec l'estomac, l'œsophage, la langue, les
dents; d'autres, avec les mâchoires non garnies de dents,
avec le nez, les membres inférieurs, supérieurs, avec différents appendices placés à la périphérie du corps; ou enfin quelques animaux se bornent à nager la bouche béante,
et reçoivent ainsi l'aliment ou la proie suspendus dans le
liquide.

Quant à l'homme, sur qui Dieu a concentré toutes les
prédilections de son œuvre, il a des ressources nombreuses
pour se procurer les aliments. Son génie le dirige vers
tous les objets qui peuvent lui être utiles; il s'en saisit
facilement, les prépare, les façonne à sa guise. Comme
les autres animaux, il n'est obligé d'employer directement ni force ni ruse; il ne lui faut ni défenses ni
griffes : toute la nature lui est soumise. Du reste, ses
organes n'ont pas été disposés pour saisir directement les
aliments : la bouche est peu proéminente, les dents sont
verticales, le nez et le menton sont saillants. Mais ces
organes sont aussi amplement suppléés par le membre supérieur, resté libre, grâce à la station bipède.

Il établit une supériorité de l'homme sur les autres
êtres, et lui sert à porter à la bouche l'aliment pour l'y
soumettre à la première opération de la digestion, la mastication.

Cet acte est accompli par les dents.

Les dents, instruments immédiats de la mastication,
sont des concrétions ossiformes pour quelques auteurs, osseuses pour d'autres, qui bordent l'une et l'autre mâchoire, dans l'épaisseur desquelles elles sont implantées.

Elles sont rangées suivant deux courbes paraboliques, semblables à celles que présentent les arcades alvéolaires qui les supportent. Ces courbes, inégales entre elles, représentent, la supérieure, la grosse extrémité d'un ovale, et l'inférieure, la petite extrémité du même ovale; de telle sorte que, dans l'état de rapprochement, les deux arcades se rencontrent exactement dans le fond de la bouche, tandis que, devant, l'arcade dentaire supérieure dépasse ou entoure l'inférieure. Le bord libre de l'une et l'autre arcade dentaire est mince et simple en avant, épais et double sur les côtés, endroit où les dents sont plus grosses et garnies de deux rangs de tubercules.

Elles forment une série continue, sont verticales ou à peu près, et n'offrent pas de sensible différence dans leur hauteur. Il n'existe aucune espèce animale dont l'appareil dentaire soit disposé avec autant d'harmonie et d'élégance que dans l'espèce humaine.

Ces dents sont simples, c'est-à-dire que leur substance interne, enveloppée de toutes parts de l'externe, n'en est point pénétrée. Dans les dents composées, au contraire, comme sont les molaires des éléphants, l'émail et l'ivoire forment des replis tellement profonds que, dans quelque sens qu'on coupe la dent, on divise plusieurs fois chacune de ces substances.

Le nombre des dents chez les jeunes sujets, à l'époque de la première dentition, est de vingt, dix à chaque mâchoire; chez l'adulte il est de trente-deux, seize à chaque mâchoire. L'homme a donc, dans le cours de sa vie, cinquante-deux dents, dont vingt temporaires et trente-deux permanentes.

Elles ont, en général, la forme d'un cône irrégulier, dont la grosse extrémité est libre et saillante dans la bouche, et le sommet, simple ou multiple, est percé et enfoncé dans les alvéoles.

La partie libre porte le nom de corps ou couronne;

celle qui est cachée porte le nom de racine, et la partie intermédiaire, le nom de col ou collet. La racine est maintenue dans les arcades dentaires non par articulation, mais par implantation dans l'alvéole, qui est exactement moulée sur elle. La dent y est donc mécaniquement retenue. Cependant on doit regarder comme moyen d'union les gencives et le périoste alvéolo-dentaire : leurs maladies ont assez souvent pour résultat l'ébranlement des dents; ainsi le scorbut, la stomatite mercurielle, amènent presque toujours la chute de ces organes. Ceci doit nous faire noter en passant l'importance qu'il faut attacher aux désordres des gencives, et l'attention que nous devons mettre à leur prodiguer des soins, aussi bien qu'à la dentition.

Les différences que présentent les dents, surtout sous le rapport de la couronne, les ont fait distinguer en trois classes; savoir : les incisives, les canines et les molaires. Celles-ci sont divisées en grosses et en petites. L'homme est le seul animal qui présente l'égalité de hauteur presque parfaite des trois espèces de dents. Le mode d'alimentation des autres espèces animales imprime une différence notable dans la hauteur de l'une ou l'autre de ces formes dentaires; ainsi les carnassiers, qui doivent saisir des proies vivantes, joignent à des griffes longues et résistantes aux pattes, des dents canines fortes et pointues, alors que les molaires sont faibles et aplaties de dedans en dehors.

Les rongeurs ont des dents incisives alongées, solides, pendant que les autres espèces sont peu développées.

On voit prédominer dans les herbivores les molaires ou mâchelières.

On nomme incisives les dents ressemblant à un coin dont le tranchant serait taillé en bec de clarinette; elles servent à couper les aliments : il y en a huit, quatre à la mâchoire supérieure, quatre à la mâchoire inférieure;

Canines, celles qui ont une couronne en forme de cône à sommet aigu; elles servent à déchirer : on les appelle aussi laniaires ou uni-cuspidées; il en existe quatre, deux à chaque mâchoire;

Molaires, celles qui ont une couronne en forme de cube; leur extrémité libre est garnie de tubercules ou pointes destinées à broyer. Les petites molaires sont pourvues de deux pointes, d'où le nom de bi-cuspidées; les grosses, de quatre, cinq ou six, d'où le nom de multi-cuspidées. Les molaires sont au nombre de vingt, huit petites molaires, douze grosses. La dernière grosse molaire a reçu le nom de dent de sagesse, en raison de sa sortie tardive. Les dents de la mâchoire supérieure sont, à l'exception des grosses molaires, plus volumineuses en général que celles de la mâchoire inférieure. Aussi on peut voir qu'aucune dent ne correspond exactement, et corps pour corps, à la dent qui porte le même nom qu'elle à l'autre mâchoire; il y a toujours un chevauchement plus ou moins grand, d'où résulte non un simple contact, mais un véritable engrenage.

Les incisives supérieures se distinguent des inférieures par leur volume, qui est beaucoup plus considérable et qui surpasse presque du double celui des dents inférieures.

Les canines supérieures sont aussi plus considérables que les inférieures.

La racine des petites molaires est généralement unique; cependant la seconde petite molaire supérieure a presque toujours deux racines. Les inférieures sont moindres que les supérieures; leur couronne est légèrement déjetée en dedans, et le tubercule externe est un peu usé.

La surface triturante des grosses molaires est armée de quatre tubercules; la racine est double ou triple, quelquefois quadruple. La couronne des dents inférieures, contrairement à ce qui arrive pour les autres dents, est un peu plus volumineuse que celle des supérieures. Les grosses molaires inférieures ont deux racines, une antérieure, l'autre postérieure; les grosses molaires supérieures ont au moins trois racines, une interne, deux externes.

La couronne des dents est creusée d'une cavité dont la figure reproduit celle de la dent. Cette cavité se prolonge dans la racine et vient s'ouvrir à son sommet par un pertuis. Elle contient une substance molle, qui porte le nom de pulpe dentaire.

La portion dure ou corticale est composée de trois substances particulières : l'une, qui rêvet la couronne, qu'on appelle émail parce qu'on l'a comparée à la couche vitreuse de la porcelaine; l'autre, qui constitue la racine entière et toute la partie profonde de la couronne, c'est l'ivoire, improprement dite portion osseuse; enfin une troisième partie qui forme une couche jaunâtre sur la racine de la dent, sorte d'écorce bien différente de la substance de l'ivoire, c'est le cément.

Ces substances sont excessivement dures. Mais l'émail est plus dur que l'ivoire; il fait feu avec le briquet, et résiste plus que l'ivoire à toutes les causes d'usure. Cette dureté explique pourquoi les dents résistent à la destruction lorsqu'elles sont revêtues d'émail, et pourquoi elles s'usent aussi vite lorsqu'elles en sont dépourvues. L'émail, en raison de cette extrême dureté, est excessivement fragile.

La présence d'une matière cartilagineuse dans l'ivoire la fait ressembler aux os. Mais elle en diffère 1° en ce qu'elle ne s'enflamme point; 2° qu'elle ne contient pas de vaisseaux dans son tissu; 3° qu'elle s'use par la lime comme un corps brut et qu'elle ne se répare-pas.

Au reste, l'émail et l'ivoire sont d'un grain plus ou moins dur, plus ou moins fragile, plus ou moins altérable, suivant les individus, d'où la différence dans la durée des dents.

Les vertébrés seuls ont de véritables dents, encore un certain nombre d'entre eux en manquent-ils, notamment les oiseaux.

Nous avons dit déjà que les dents étaient des instruments de mastication, cependant il ne faut pas croire que cet usage soit unique et constant dans les différentes espèces animales : ainsi les dents si pointues des reptiles ne possèdent aucune action triturante ; elles n'ont d'autre usage que de retenir la proie. Les dents crochues des poissons, inclinées vers le gosier, comme chez le brochet, par exemple, servent uniquement à empêcher le retour au-dehors de la proie qu'ils ont saisie : on trouve, dans l'estomac du brochet, des poissons entiers complètement intacts. Chez un certain nombre d'animaux carnassiers, les dents sortent au-dehors et servent d'instrument de défense.

Les dents ne prennent pas seulement part à la mastication comme corps inertes, durs et résistants ; elles y participent encore comme organes sensitifs. La partie solide de la dent est insensible par elle-même, mais elle renferme, dans sa cavité centrale, un organe très-sensible, *la pulpe dentaire*. Cette partie solide transmet à l'organe nerveux les moindres sensations ; les corps les plus petits, le plus léger gravier, ne peuvent lui échapper. Il est démontré, en physiologie, qu'on ne peut imaginer aucun organe de sensibilité plus précis que celui dans lequel on rencontre une pulpe nerveuse coiffée d'une substance osseuse. Cette propriété précieuse met les dents à l'abri de quelques-unes des chances d'usure et de cassure. Chez quelques personnes, cette sensibilité peut devenir morbide et se traduire par un désir de grincer des dents.

Malgré leur extrême dureté, les dents sont et peuvent être traversées par certains corps, notamment les acides végétaux, qui agissent sur la pulpe nerveuse et déterminent l'agacement : les fruits aigres et incomplètement mûrs donnent lieu à ce phénomène. Elles servent encore à former une espèce de chaussée qui prévient l'effusion continue de la salive ; à l'articulation des sons, en fournissant à la langue un point d'appui dans l'énonciation de certaines consonnes, dites dentales. L'absence des dents de devant nuit singulièrement à la pureté de la diction des orateurs et des chanteurs.

Elles peuvent aussi servir à fournir des caractères importants pour les classifications zoologiques. Le mode d'alimentation des animaux exerçant sur toute leur organisation une influence puissante, la forme des dents peut être un des caractères par lesquels se résume cette organisation.

Ne peut-on pas dire, enfin, que les dents forment un des éléments essentiels de la beauté physique de l'homme? les plus beaux visages sont déparés d'une manière disgracieuse par une mauvaise dentition ; et l'absence des dents de devant produit une dépression de la bouche, qui change complètement les dispositions des traits, et leur donne l'apparence de la vieillesse.

CHAPITRE SECOND.

Développement des dents, odontogénie.

———◦•❈•◦———

L'homme, généralement, ne vient pas au monde porteur de dents visibles à l'extérieur ; elles font irruption quelque temps après la naissance : ce travail physiologique a reçu le nom de dentition.

Mais sous le nom de dentition on comprend aussi l'ensemble des actes organiques qui précèdent, accompagnent, suivent leur production ; les altérations et les mutations naturelles qu'elles éprouvent ; les phénomènes qui se manifestent, pendant la durée de ce travail, dans les différentes parties de l'appareil dentaire, et ceux qui se montrent dans des points plus ou moins éloignés.

Il est nécessaire d'étudier les phénomènes qui précèdent, accompagnent et suivent 1° l'éruption des dents de la première dentition ; 2° celle des dents de la seconde dentition.

Je n'ai pas cru, dans une question en grande partie anatomique, mieux faire que de m'appuyer sur les opinions de M. Cruveilher. Après avoir consulté tous les auteurs qui ont traité ce sujet, suivi la marche de la nature; n'ayant rien à ajouter à la question, je m'en tiens, en grande partie, aux idées si claires de ce savant professeur.

Première dentition ou dentition temporaire, provisoire.

A trois mois de la vie intra-utérine, les mâchoires du fœtus sont creusées par une gouttière profonde, divisée en cellules par des cloisons minces; il existe autant de loges que de dents.

Cette gouttière alvéolaire est fermée par le tissu de la gencive, qui envoie dans chaque cellule un prolongement (périoste alvéolo-dentaire), formant à chaque follicule dentaire un sac fibro-muqueux, perforé au niveau du fond de l'alvéole pour donner passage aux vaisseaux et aux nerfs dentaires. Cette membrane n'étant qu'un prolongement de la gencive, on enlève les follicules entiers en tirant légèrement sur la membrane gingivale. Elle est opaque, blanchâtre et assez épaisse, surtout vers les gencives. Elle s'attache en bas, au pédicule de la pulpe, et adhère fortement au cordon des vaisseaux et nerfs dentaires, sur lequel elle s'étend.

Cette membrane est tapissée sur sa surface interne par une autre membrane, mince, transparente et très-vasculaire, qui renferme dans la cavité qu'elle forme un liquide limpide, d'une saveur fade. Elle tapisse la première en lui adhérant assez fortement; arrivée à l'endroit où les vaisseaux et nerfs traversent la capsule, elle abandonne celle-ci, se porte sur le pédicule ou les pédicules de la pulpe, et semble se prolonger sur lui, sans qu'il ait été jusqu'à présent possible de l'y suivre. Cette dernière membrane a pour usage de sécréter l'émail; elle disparaît lorsqu'elle a accompli son œuvre, d'où le nom de membrane caduque, qui lui a été donné par Blacke.

Ces sacs renferment dans leur intérieur un petit corps mou, pulpeux, appelé la pulpe, la papille dentaire, ou le germe de la dent. Ce petit corps, libre d'un côté, se continue avec les vaisseaux et nerfs qui lui forment un pédicule très-mince, d'où l'apparence d'un grain de raisin, suspendu dans la cavité du follicule. Avant la sécrétion de l'ivoire, il se montre sous l'aspect d'un corps jaunâtre, tirant sur le rouge, très-vasculaire, d'une consistance gélatineuse. Il est simple ou multiple, suivant que la dent doit avoir une ou plusieurs racines. Il est recouvert d'une membrane mince, qui lui est propre. La pulpe est le siége de propriétés vitales très-actives qui font de ce corps la partie essentiellement sensible et vivante de la dent.

Vers le milieu de la grossesse commence la formation de la portion dure de la dent : les incisives moyennes, de quatre à cinq mois, bientôt suivies des incisives latérales; de cinq à six mois, la première molaire; à très-peu de distance l'une de l'autre, la canine et la deuxième molaire.

La production de la matière dure s'effectue à la surface du bulbe par une véritable sécrétion. On voit d'abord se former de petites lames très-fines qui deviennent progressivement consistantes, s'unissent entre elles, et finissent par donner lieu à un cornet solide. Ce cornet emprisonne la pulpe, et s'étend peu à peu jusqu'au pourtour du pédicule vasculaire et nerveux, dans le point où ce pédicule pénètre l'alvéole. Après ce cornet, il s'en produit successivement d'autres qui s'emboîtent les uns dans les autres, à la manière des cornets d'oublies.

Ce travail fait, l'émail est déposé à la surface de cette partie dure que nous venons de voir se développer et donner lieu à la couronne de la dent; il est sécrété par la membrane interne ou caduque, déjà étudiée. Cette manière de voir sur la sécrétion de l'émail est la plus généralement répandue, quoique cependant tous les auteurs ne la partagent pas. On remarque à la surface interne de cette membrane un renflement très-sensible, une pulpe qui disparaît après la sécrétion de l'émail ; les racines ne se forment qu'en second lieu, après la production de la couronne des dents et l'atrophie de la membrane caduque, ce qui explique pourquoi elles sont privées d'émail.

J'ai étudié avec soin ce travail de production de l'ivoire et de sécrétion de l'émail, et j'ai vu qu'une couche mince d'émail était déposée à la surface de l'ivoire avant que celui-ci offrît aucune trace d'ossification. Il m'a semblé que le corps de la dent, qui affecte déjà la forme que la dent doit avoir plus tard, commence à être constitué par une trame cartilagineuse très-mince, qui s'encroûte plus tard de matière calcaire. Cette coque d'émail adhère très-faiblement au moule d'ivoire de la dent, et s'enlève avec la plus grande facilité.

Cette opinion est partagée par un certain nombre d'auteurs : Auzebi, Jourdain, M. Rousseau, etc., pendant que la première est celle du plus grand nombre des anatomistes.

Pendant que le développement des dents temporaires s'opère, des changements se passent dans l'intérieur des mâchoires. Les lames fibreuses qui, dans les premiers mois, séparaient les follicules s'ossifient ; les alvéoles s'élèvent, ils entourent de tous côtés les dents qui naissent et sur lesquelles ils se moulent ; les os maxillaires prennent, dans tous les points de leur étendue, des dimensions plus considérables.

Chez l'adulte, la mâchoire inférieure est parcourue dans toute sa longueur par un seul canal renfermant les vaisseaux et les nerfs dentaires ; chez le fœtus, la mâchoire contenant le germe des deux dentitions, comme nous allons le voir en étudiant la seconde, il a fallu deux canaux pour donner passage aux vaisseaux et nerfs des deux ordres de dents.

L'enfant, en venant au monde, n'ayant, pendant quelque temps, besoin que d'une nourriture liquide, ne doit pas être pourvu d'organes destinés à broyer des corps solides; aussi, à quelques exceptions près, les enfants viennent-ils au monde les gencives nues. Les auteurs citent cependant quelques cas exceptionnels, tels que celui de Louis XIV et de Mirabeau, dans lesquels les enfants sont nés avec des dents (1).

Mais la nature, attentive à pourvoir à toutes les nécessités, a donné aux gencives du nouveau-né une résistance suffisante pour opérer la succion : c'est pourquoi elles sont fortifiées par une substance très-dure, cartilagineuse, étendue sur l'un et l'autre bord alvéolaire. Cette substance, qu'on peut appeler cartilage dentaire ou gingival, est relevée en saillie tranchante, surmontée de dentelures nombreuses et hautes de quelques lignes; elle disparaît à mesure que la sortie des dents s'effectue.

L'enfant, quelques mois après la naissance, ne trouvant plus dans les produits de la lactation une nourriture proportionnée à ses besoins, les gencives ont dû se garnir de corps durs destinés à préparer les aliments solides, et nous voyons alors s'effectuer la sortie des dents. Dans un autre chapitre, nous nous occuperons des phénomènes qui accompagnent ce travail physiologique si redouté des mères de famille, et nous traiterons subsidiairement de la nutrition des jeunes enfants.

---

(1) Dans le cours de ma pratique, j'ai été appelé deux fois à extraire une dent à deux enfants venus au monde avec une dent, ce qui les empêchait de téter.

Une foule d'explications ont été données par les auteurs pour établir la cause de la sortie des dents ; nous n'entrerons pas dans tous ces détails ; nous nous contenterons de fournir l'explication la plus généralement acceptée.

Après la naissance, à des époques que je vais indiquer, le sommet de la racine ayant atteint le fond de l'alvéole, et l'accroissement de la dent ne pouvant plus se faire de ce côté, cet accroissement s'effectue du côté de la gencive, laquelle est comprimée, s'enflamme et se perfore, sans que, du reste, cette perforation soit le résultat exclusif de la distension produite par la dent.

La dent sort peu à peu ; la gencive se moule successivement sur les diverses portions de la couronne, et enfin sur le collet.

Cette sortie des dents se fait par groupes ; il y a plusieurs séries que voici : dans la première apparaissent les deux incisives inférieures, médianes ; dans la seconde, les quatre incisives supérieures ; dans la troisième, les quatre premières molaires et les deux incisives inférieures latérales ; ordinairement après, dans la quatrième, les quatre canines ; et enfin, dans la cinquième, les quatre dernières molaires. N'attendez pas les dents de quatre ans, il n'y en a pas ; et tout ce que l'on a dit là-dessus est complètement faux. Il y a des dents de six ans ; mais c'est alors la première évolution de la deuxième dentition.

Voyons de quelle façon les groupes sortent.

1° Les premières incisives sortent d'un à quinze jours d'intervalle, mais ordinairement le même jour ; et, lorsque ces deux premières ne sortent pas en deux ou trois jours, c'est une dentition irrégulière. Après cela, l'enfant se repose de trois à six mois. Les deux premières dents sortent ordinairement du septième au huitième mois, et l'enfant a ensuite, au moins, pour six semaines de tranquillité.

2° Les quatre incisives supérieures mettent un mois à sortir; ce sont d'abord les médianes, puis les latérales, qui apparaissent, et cela du dixième au douzième mois.

3° Du douzième au quinzième mois, sortent celles de cette troisième série; puis l'enfant se repose pendant quatre ou cinq mois, et durant tout cet espace de temps il n'y a pas d'évolution dentaire.

4° Du dix-huitième au vingt-deuxième mois, surgis-gissent les quatre canines, dont les évolutions durent trois mois, et il y a ensuite un très-long repos.

5° Enfin arrivent les quatre dernières molaires.

La description de M. Cruveilher diffère un peu de celle que nous venons de donner et qui appartient à M. Trousseau, médecin du service des nourrices à l'hôpital Necker.

Voici la description de M. Cruveilher (1) :

Du quatrième au dixième mois après la naissance, apparaissent les incisives moyennes inférieures, et bientôt après les incisives moyennes supérieures.

Du huitième au seizième mois, les incisives *latérales*

---

(1) Généralement tous les physiologistes et ceux qui ont écrit sur la sortie de la première dentition, admettent cette classification, que j'adopte aussi, d'après ma propre expérience. Les premières que l'on voit paraître sont ordinairement les deux de devant de la mâchoire inférieure, qui sortent en même temps, tantôt séparément, à quinze, dix-huit jours, ou même trois semaines, et quelquefois plus, de distance. Qelque temps après, les correspondantes de la mâchoire supérieure se montrent aussi, soit simultanément, soit isolément, *et peu de temps après, les incisives latérales d'en bas ne tardent pas* à percer les gencives; elles sont bientôt suivies de celles du haut. C'est ce que j'ai observé un grand nombre de fois chez les enfants de l'hôpital des orphelins de notre ville, dont je suis le chirurgien-dentiste.

inférieures, puis les incisives latérales supérieures ;
du quinzième au vingt-quatrième, les premières molaires
inférieures ; du vingtième au trentième, les canines inférieures, puis les supérieures.

Du vingt-huitième au quarantième mois, apparaissent
les secondes grosses molaires, qui complètent les vingt
dents de la première dentition.

L'enfant se trouve donc alors muni des vingts dents qui
doivent suffire à ses besoins pendant quelques années ;
mais il grandit, se fortifie ; les mâchoires prennent du
développement : des organes nouveaux devront remplacer
ceux-ci devenus insuffisants.

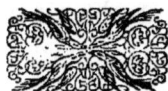

CHAPITRE TROISIÈME.

Deuxième dentition.

—•◆❈❈◆•—

Quand on songe, dit Blandin, combien est compliqué et difficile, combien est long le travail de la formation des dents ; quand on considère à travers combien d'écueils nous devons passer pour obtenir enfin les dents dont nous avons besoin pour les usages ordinaires, celles qu'à moins d'accidents nous conserverons jusqu'à la fin de notre carrière, on se demande si la nature ne s'est pas un peu écartée sous le rapport de sa marche, ordinairement si simple et si prévoyante. Ne lui eût-il pas été plus facile, par exemple, de nous éviter un double travail de dentition et de nous donner, tout d'abord, les dents que nous appelons permanentes? On peut assurer, sans crainte d'être accusé d'optimisme, que la chose était impossible, et que la nature a été ici tout aussi admirable dans ses dispositions qu'il était possible.

L'enfant a besoin de dents, il est vrai, dans les premières années; mais ses mâchoires eussent été trop grêles , trop faibles pour admettre des dents semblables aux permanentes. Elles eussent été trop petites dans un maxillaire qui prend un développement beaucoup plus considérable , à mesure que l'enfant devient adulte. L'homme enfin, exposé à mener une vie pleine d'accidents, à disputer sa nourriture à tous les régimes de la nature , peut avoir besoin d'organes plus solides pour déchirer, broyer des aliments d'espèces très-variées.

La deuxième dentition consiste dans l'éruption des secondes dents, dites permanentes, parce qu'elles doivent persister jusqu'à la fin de la vie, ou du moins jusqu'à un âge avancé. Elles sont au nombre de trente-deux, vingt de remplacement et douze nouvelles.

On commence à apercevoir leur germe dans les premiers temps de la vie intra-utérine, à trois mois, presque à la même époque que les germes des premières dents. Ils sont alors très-petits , suspendus à la gencive par un filet muqueux long d'une ligne , et placés en arrière des follicules de la première dentition.

Les germes qu'on aperçoit les premiers sont ceux des dents de remplacement : ils sont placés précisément derrière les dents correspondantes qu'ils doivent remplacer. Les follicules des dents nouvelles , de celles qui doivent compléter le nombre de trente-deux, sont placés au même niveau que les premières, sur la même courbe alvéolaire, mais à ses extrémités latérales.

Ces follicules sont contenus d'abord dans les mêmes alvéoles que les dents temporaires ; plus tard, une cloison partant du fond de l'alvéole pour arriver à son orifice vient leur former des cellules distinctes. Le développement du follicule des dents permanentes ne diffère pas sensiblement du mode de développement du follicule des dents provisoires. Il arrive une époque où l'accroissement de la dent permanente ne pouvant plus se faire vers le fond de l'alvéole, s'effectue du côté du bord alvéolaire ;

il s'opère alors un travail de compression et d'absorption sur les cloisons alvéolaires, qui se détruisent et donnent passage aux dents permanentes, dans les alvéoles de la première dentition. Les racines des dents de lait, comprimées par la couronne des dents permanentes, s'usent, se détruisent, et la dent, n'étant plus soutenue, devient vacillante, et tombe sous le plus léger effort.

La destruction des racines se fait donc sous l'influence de la compression opérée par la dent secondaire, et par un travail d'absorption qui ne laisse aucun débris de l'ancienne racine. Ce qui prouve évidemment ce fait très-controversé, c'est que, si cette compression vient à manquer par la déviation de la dent secondaire, on voit la dent de lait persister, et, par conséquent, obliger la dent de remplacement à sortir hors du cercle dentaire, ce qui constitue ce qu'on nomme communément une *sur-dent*.

Blacke a parlé le premier de l'existence d'un cordon qui, partant du follicule de la dent permanente, vient se continuer avec la gencive, à travers un petit canal osseux creusé derrière les alvéoles des dents de la première dentition. On a supposé que le petit canal osseux et le cordon placé dans son intérieur étaient destinés à diriger la dent durant le phénomène de son éruption. Cela est possible, mais le cordon n'est autre chose que la continuation rétrécie de la gencive avec le follicule dentaire : on a donné le nom d'*iter dentis* au petit canal, ce qui veut dire chemin de la dent; et celui de *gubernaculum dentis* au cordon, ce qui veut dire guide de la dent.

La sortie des premières grosses molaires précède de beaucoup celle des autres dents permanentes : ces dents existent pendant quelque temps avec celles de la première dentition. Aussi sont-elles considérées par quelques personnes comme des dents de la dentition permanente; elles sont connues alors sous le nom vulgaire de dents de sept

ans ; et lorsque leur éruption est prématurée, on les appelle dents de quatre ans.

L'éruption des dents de remplacement se fait dans le
même ordre que celle des dents de lait, c'est-à-dire aux
époques suivantes :

2	INCISIVES	moyennes inférieures ,	de	6	à 8	ans.
2 GRANDES	INCISIVES	moyennes supérieures ,	de	7	à 9	ans.
2 EN BAS 2 EN HAUT	INCISIVES	latérales ,	de	8	à 10	ans.
2 A CHAQUE MACHOIRE	PREMIÈRE	petite molaire ,	de	9	à 11	ans.
2 A CHAQUE MACHOIRE	CANINES ,		de	10	à 12	ans.
2 A CHAQUE MACHOIRE	DEUXIÈME	petite molaire ,	de	11	à 13	ans.
2 A CHAQUE MACHOIRE	DEUXIÈME	grosse molaire ,	de	12	à 14	ans.
2 A CHAQUE MACHOIRE	TROISIÈME	grosse molaire ou dent de sagesse ,	de	18	à 30	ans.

Vingt dents garnissent jusqu'à l'âge de sept ans les
deux arcs alvéolaires ; à partir de cet âge, ils vont en con-
tenir trente-deux. Comment va s'opérer l'arrangement de
ces nouveaux organes ? 1° Les os maxillaires augmentent
dans toutes leurs dimensions, cependant beaucoup plus
dans quelques-unes de leurs parties que dans d'autres ;
2° il s'opère un changement dans les dimensions des nouvelles dents qui fait que les vingt de remplacement n'occupent pas un plus grand espace que les vingt dents de
lait ; ainsi les incisives et les canines de lait sont plus
petites ; il est vrai, que les dents de la deuxième dentition, mais les deux premières molaires permanentes sont
beaucoup plus petites que les deux molaires temporaires.

Hunter et M. Delabarre affirment que ces vingt dents
nouvelles ainsi disposées n'occupent pas un plus grand
espace que les vingt anciennes. Je me suis assuré sur
moi-même que mes vingt dents antérieures n'occupaient

qu'un espace plus étendu de quelques lignes seulement que celles d'un très-jeune sujet. La sortie des dents peut s'opérer irrégulièrement, et c'est surtout dans ces cas que le secours d'un chirurgien-dentiste habile est très-utile. Nous reviendrons ailleurs sur ce sujet.

Les dents de l'homme, contrairement à ce qui arrive chez certains animaux, après avoir acquis une certaine dimension, n'augmentent plus, et s'usent sans se reproduire. A une certaine période de la vie, de nouvelles couches d'ivoire se produisent à l'intérieur ; la cavité de la dent s'oblitère, et cet organe perd ses rapports avec la vie organique par la destruction des vaisseaux et des nerfs de son pédicule.

La dent du vieillard est donc devenue, pour ainsi dire, un corps inerte, étranger à la vie. Alors les alvéoles se resserrent sur elle et la chassent à la manière d'un noyau de cerise comprimé doucement et lentement entre les doigts.

Les dents de lait se distinguent des dents permanentes par leur coloration, qui est d'un blanc bleuâtre, pendant que celles-ci sont d'un blanc jaune. Elles renferment une moindre quantité de phosphate calcaire que les autres.

Les incisives et les canines se distinguent des incisives et des canines de la deuxième dentition par un volume moindre et par la brièveté de leurs racines.

Les deux molaires de la première dentition ont une couronne moins haute que celles qui doivent les remplacer ; elles sont armées de cinq tubercules, trois en dehors, deux en dedans.

Troisième dentition.

Dans l'état naturel, les mâchoires ne produisent que deux ordres de dents ; mais des observations authentiques et très-multipliées prouvent que chez certains individus, la dentition peut se renouveler une troisième, et, selon quelques auteurs, même une quatrième fois. M. Serres cite, dans son ouvrage sur la dentition, plusieurs de ces cas.

Du reste, lorsque ce phénomène s'observe chez les vieillards, la dentition ne se renouvelant pas au complet, il résulte que les dents isolées sur une mâchoire dégarnie sont un obstacle à la mastication, et qu'on est souvent forcé de les extraire (1).

---

(1) Deux fois, dans le cours de ma pratique, j'ai été appelé à faire cette opération à des personnes âgées, pour des dents de troisième dentition ; l'une avait 82 ans, et l'autre 70.

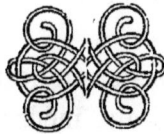

CHAPITRE QUATRIÈME.

De l'alimentation des enfants à la mamelle et des accidents déterminés par la sortie des premières dents.

Dans ce chapitre, je réunis quelques renseignements sur l'alimentation des nouveaux-nés à des considérations générales sur les accidents déterminés par la sortie des premières dents.

Je n'ai pas pu résister au désir de citer un résumé des leçons de M. Trousseau, médecin du service des nourrices à l'hôpital Necker, et, en le faisant, je suis convaincu que je rends un véritable service aux mères de famille, pour lesquelles j'écris surtout. Ces renseignements m'ont paru si pratiques, si vrais, si simples, que j'ai pensé qu'en les publiant c'était le moyen de les populariser. Je passerai ensuite en revue tous les phénomènes morbides développés sous l'influence de la première dentition, sujet presque aussi intéressant que le premier.

De l'allaitement.

Partout à haute voix la nature le dit :
La véritable mère est celle qui nourrit.

La vraie Mère, par Moisy.

« La question de l'allaitement, dit M. Trousseau, est une des questions les plus graves qui aient rapport à l'enfance.

Lorsqu'une femme est enceinte, une des questions qui nous sont faites est celle-ci : Dois-je faire nourrir ma femme ? dois-je faire nourrir ma fille ? Les mères veulent nourrir leurs enfants ; elles trouvent que c'est un devoir pour elles, et, dans beaucoup de circonstances, elles expriment clairement leur volonté. Je veux nourrir mon enfant, disent-elles. Lorsque la femme a de la vigueur, que sa constitution est bonne, qu'elle n'a aucune maladie héréditaire, et qu'enfin la configuration de ses seins est convenable, vous devez l'engager à suivre son penchant. Il y a cependant quelques conditions dont il faut tenir compte, et qui doivent influer sur cette détermination : c'est lorsque la mère est placée dans une position si stable qu'elle ne peut prendre que peu ou point d'exercice ; c'est lorsque des habitudes sociales, c'est-à-dire des bals, des soirées, des spectacles, des dîners en ville, empêchent la femme de donner à son enfant les soins qui lui sont nécessaire. En thèse générale, il ne faut permettre à une femme de nourrir que si elle jouit des conditions signalées déjà, et si elle peut s'abstenir de la plupart des usages exigés par la société.

Considérons maintenant cette question d'une manière plus médicale, et occupons-nous d'abord de la conformation du sein d'une femme qui doit nourrir.

On pense généralement que, si une femme a de gros

seins, elle est bonne nourrice, et mauvaise si elle a de petits seins. La glande mammaire, indépendamment du tissu graisseux qui l'entoure et qui lui forme un coussinet, a toujours à peu près le même volume; elle ne sécrète pas en raison de la grosseur de la mamelle.

A quoi juge-t-on de la qualité lactifère pour la femme? Lorsque les veines de la mamelle sont très-prononcées, lorsque la vascularité que nous pouvons constater est bien marquée, on peut déjà assurer qu'elle sera bonne nourrice; mais il y a encore d'autres signes. Ainsi lorsque, ayant chaque époque menstruelle, une femme éprouve un flux vigoureux du côté des mamelles, qu'à ce moment les mamelles se durcissent, deviennent bosselées, et que les globules de la glande apparaissent plus vigoureux, la femme doit être bonne nourrice.

Ce signe physiologique, quand il se manifeste d'une manière bien tranchée, est excessivement important et n'avait jamais été indiqué avant moi; c'est le plus sûr de tous pour préjuger de la valeur de la femme comme nourrice.

De la conformation des bouts de seins.

Il faut que l'enfant puisse saisir le mamelon. Les jeunes filles, en général, l'ont peu prononcé. Il doit avoir de cinq à six millimètres, et lorsque la jeune femme devient enceinte, il se gonfle et acquiert un centimètre, les papilles environnantes font plus de saillies, et il se forme une auréole brunâtre autour de lui. Il est certain que la femme aura un mamelon suffisant s'il est ainsi conformé; mais, dans un grand nombre de cas, il se trouve au niveau du reste de la mamelle. Ce sont là de mauvaises conditions pour nourrir; on peut cependant en triompher, et le médecin doit indiquer les moyens qui peuvent faire acquérir au mamelon une longueur convenable.

Quels sont ces moyens? Le plus efficace est la suc-cion, à laquelle les femmes ont quelque répugnance à se prêter. Un moyen presque équivalent est la titillation répétée ; mais elle irrite et devient quelquefois douloureuse, et, partant, ne peut se pratiquer d'une manière suffisamment prolongée : il faut donc le rejeter. L'application du bout du sein est beaucoup plus convenable ; elle consiste à poser sur la mamelle une plaque de bois tourné et concave, au centre de laquelle se trouve une petite excavation où peut se loger le bout du sein. La femme applique cette plaque quand elle est habillée, et serre le gousset de son corset de manière que la plaque appuie fortement : la compression exercée, excepté sur le mamelon, fait faire une saillie, et lorsque les femmes ont ainsi porté la plaque pendant deux ou trois mois, le mamelon acquiert une longueur d'un centimètre chez les femmes qui ont les seins bien conformés. Il est important de leur recommander de porter des corsets larges et des robes plissées, de manière que les mamelons soient à l'aise.

Voici pour les précautions générales.

Quand l'enfant doit-il téter?

Suivant les uns, l'enfant doit téter après vingt-quatre, trente-six ou quarante-huit heures, lorsque la montée du lait s'est faite ; il est, dit-on, superflu de le faire téter avant, parce qu'il n'y a pas de lait dans les mamelles. Cette opinion est tout-à-fait erronée. Le lait arrive dans les mamelles du quatrième au cinquième mois de la grossesse, à tel point que le linge est taché et qu'on peut, en opérant un mouvement vigoureux de succion, en retirer une quantité assez considérable; mais au moment où l'œuf s'est détaché, le travail de la sécrétion se fait, et quelques heures après l'accouchement, si l'on fait saisir le mamelon à l'enfant, le lait viendra après quelques efforts de succion.

Il en est ainsi chez les animaux, qui, une heure après avoir mis bas, allaitent leurs petits. C'est donc un acte naturel, et il n'y a pas de raison pour que chez la femme cet acte n'ait pas lieu de la même façon. S'il n'en était pas ainsi, l'enfant pourrait mourir, car la montée du lait n'a lieu quelquefois que trois jours après l'accouchement.

En conséquence, nous approchons de suite l'enfant du sein de sa mère.

Quels sont les avantages de cette manière d'agir? Ce n'est point d'allaiter l'enfant, cela importe peu; mais c'est favorable 1º à la mère, 2º à l'enfant.

Il est important pour la mère de donner à téter a son enfant après les premières heures de l'accouchement; car lorsque la montée du lait est faite, le sein devient douloureux, l'érection du mamelon se fait mal, et, de plus, lorsque la mamelle est distendue, le mamelon est tiré à sa base et s'efface de telle manière que l'enfant ne peut plus téter; ou, s'il parvient à téter après l'élongation du mamelon, la succion est fatigante et cause des déchirures. Au contraire, lorsque, immédiatement après l'accouchement, on donne le mamelon à l'enfant, c'est un avantage pour la mère, l'érection s'en fait avec facilité, l'enfant le saisit bien, le mamelon s'habitue à l'érection, et l'enfant tire le sein avec une vigueur si excessive qu'on en est étonné.

Voilà donc le mamelon qui, pendant les quelques jours antérieurs à la montée du lait, s'habitue à la succion, et il arrive que les vaisseaux galactophores, au lieu d'être envisqués de colostrum, sont préparés à l'excrétion du lait, qui se fait alors à merveille. Voilà un immense avantage pour la mère. Vous concevez que l'allaitement est plus facile, les bouts de seins meilleurs à prendre, et l'écoulement du lait plus commode. Si l'on n'agit pas ainsi, les seins s'engorgent, les canaux se déchirent, se rompent, les mamelles s'enflamment; il survient des abcès, des fissures autour du mamelon, et la femme ne peut plus nourrir.

Arrivons à l'enfant. On lui donne d'abord à boire avec une cuillère; on tâche par ce moyen d'éveiller son instinct, qui s'exerce bientôt, ce qui est un grand avantage, car il prend alors le mamelon, qu'il suce tout de suite.

Je vais supposer maintenant qu'il ne se trouve rien dans le sein de la mère au moment de l'allaitement, jusqu'à la montée du lait; il faut faire téter l'enfant d'une certaine façon : on se sert d'une poupée de linge, dure, très-courte, imbibée d'eau très-peu sucrée, et de manière qu'elle ne soit exprimée qu'avec assez de peine; l'enfant la suce, et trouve l'eau sucrée; mais il faut qu'il ait du mal, et, je le répète, que le bout soit dur et court, afin que plus tard, lorsqu'il attaquera le mamelon de la mère, il trouve la succion plus agréable et plus douce. En effet, il aura exercé ses forces contre une résistance plus grande, et, si l'on n'agit pas ainsi, il ne tettera pas. Il ne faut pas que l'eau dont la poupée est imbibée soit trop sucrée, il n'a plus de goût pour le lait de sa mère, et voici pourquoi : c'est que, si l'on habitue l'enfant, comme cela arrive souvent plus tard, à une nourriture trop sucrée, il n'a plus de goût pour le lait de sa mère, il le trouve mauvais, fade, et il n'en veut plus, voilà pour le commencement. Nous traiterons plus tard des accidents de l'allaitement pour ce qui regarde la mère et l'enfant. Quand à présent, nous allons en suivre les phases régulières.

Combien l'enfant doit-il téter dans les premiers jours ?

faut-il le régler? Normalement, non. Je ne connais pas d'animal qui se règle, il tette et il dort toujours. Pour les enfants, il en est ainsi dans les premiers temps; c'est un avantage pour le nourrisson et la nourrice. Quelque chose de remarquable chez l'enfant qui vient de naître, c'est ce fait signalé par un auteur, que les enfants perdent de leur poids pendant les neuf premiers jours de leur vie. Ce fait est vrai dans les hôpitaux, mais en ville ce n'est que pendant les deux premiers jours. Il faut donc laisser téter l'enfant tant qu'il veut, car il a besoin d'un surcroît de vie considérable. C'est un avantage pour la mère, parce que le lait, étant très-abondant si l'enfant ne tette pas, ne se porte plus vers les mamelles, et la femme perd beaucoup de ses qualités lactifères. Il faut favoriser cette action de quinze jours à un mois, mais après il importe de régler l'enfant, et cela pour certains motifs que vous allez comprendre. La femme n'a pas qu'à manger et à dormir, comme les animaux; il faut qu'elle s'occupe; les conditions ne sont donc plus les mêmes. Tant qu'elle est au lit avant ses relevailles de couches, tant qu'elle dort, l'enfant peut téter à son gré; mais, plus tard, il doit téter à certaines heures, car il est impossible qu'une mère supporte les fatigues du jour et les veilles de la nuit, puisque l'enfant dort le jour et veille la nuit. Il faut le régler, c'est-à-dire le faire téter à certaines heures, à sept heures du matin, puis toutes les deux heures, puis le soir, vers huit ou neuf heures. Il faut qu'il ait alors un bon sommeil; quand il se réveille, on le fait téter une autre fois, et on le laisse reposer encore. Il importe beaucoup, lorsque la femme nourrit son enfant, qu'elle puisse avoir du repos la nuit. C'est ainsi qu'il faut régler l'allaitement pendant les deux ou trois premiers mois.

Que faut-il faire ensuite?

Après les trois ou quatre premiers mois, l'allaitement est insuffisant, ou bien la femme est fatiguée de nourrir exclusivement avec son lait. Il faut alors commencer une nourriture complémentaire : elle n'a rien de très-précis ; mais voyons ce qui convient le mieux en général.

Si l'on a affaire à une femme du monde ou à celle qui a besoin de travailler, il faut, autant que possible, éloigner les enfants de leur mère ; mais si la mère n'a pas les moyens d'avoir une bonne, et si pourtant la quantité de lait qu'elle doit fournir est insuffisante, il faut penser à faire usage d'une nourriture complémentaire. C'est du lait qu'on devra donner avec le biberon. Vous donnez au commencement, ou au milieu de la nuit, un verre d'un mélange de lait et d'une décoction quelconque qui peut varier à l'infini. L'enfant fait de cette manière un repas copieux et prend ensuite un long repos, pendant lequel se reposera sa nourrice, dont le lait reviendra. Ces conditions sont essentielles en ce sens qu'elles préparent l'enfant au sevrage. Voilà pour la nourriture de la nuit.

Pour la nourriture du jour, il faut choisir des aliments où entrent, soit une grande quantité de lait, soit des fécules. Le plus ordinairement on donne une nourriture féculente, et de tous ces aliments-là le meilleur et le plus facile à digérer est, quoi qu'en ait dit J.-J. Rousseau, la bouillie : c'est le meilleur aliment que l'on puisse donner à l'enfant ; mais il faut qu'il soit bien cuit et léger. On doit faire cette bouillie avec de la mie de pain rassi, et pulvérisée avec de la croûte de pain que l'on sucre, ou que l'on sale, peu importe. On peut se servir aussi de diverses fécules, qui toutes constituent de bons aliments. Je n'ai pas besoin de dire que le gluten, la semoule, la biscote séchée au feu et bien broyée, le tapioca, etc., etc., et principalement le vermicelle, la pâte la plus riche en gluten, constituent ainsi une bonne alimentation. En définitive, ces aliments maigres, qu'ils soient au lait, au beurre ou aux fécules, sont la base de la nourriture pendant les premiers mois de la vie.

Il importe de varier l'alimentation, et souvenez-vous de ce précepte, même pour l'enfant; car, dans le cas de maladie ou de dégoût, vous aurez plusieurs aliments à votre disposition. Si l'enfant fait trois repas, il faut changer toujours, se servir tantôt de pâtes, tantôt de lait, tantôt de beurre, et tenir compte de ce qu'il digère et de ce qu'il ne digère pas.

Vous atteignez ainsi le douzième et le quatorzième mois, et vous continuez à allaiter l'enfant. Déjà il est nécessaire de songer au sevrage, et il faut alors varier encore plus la nourriture, donner des œufs dans des panades, des œufs cuits à l'eau, des laits de poule, des aliments gras consistant en potages faits avec du bouillon de diverses viandes, et surtout de bœuf. Vous commencez déjà à nourrir plus substantiellement l'enfant, mais vous avez grand soin d'entretenir son goût pour le lait : c'est une condition nécessaire pour un bon sevrage. Je n'ai pas besoin de dire que, tant que la nourrice voudra conserver son lait, elle doit prendre des soins hygiéniques convenables, c'est-à-dire éviter les fatigues de la nuit et tout ce qui peut amener des troubles dans l'équilibre de ses fonctions ; les aliments qu'elle doit prendre sont une des choses sur lesquelles existe le plus de préjugés. Quand une nourrice arrive de la campagne, on la bourre de viandes. C'est une chose absurde : cette femme est accoutumée à un régime qu'elle suit depuis sa naissance et où prédominent toujours les substances végétales; il résulte de là que, quand on met ces femmes à l'usage de la viande, régime exceptionnel pour elles, leur santé s'altère souvent, elles perdent leur lait.

Si la nourrice a ses règles, quatre-vingt-dix-neuf
mères sur cent disent qu'il faut prendre alors une autre nourrice. Les femmes bonnes laitières peuvent
avoir leurs règles ; à cette époque le lait arrive en
quantité un peu moins grande, il est vrai, sans pour
cela perdre ses qualités. En général, les femmes qui
nourrissent sont menstruées après onze ou douze mois ;
sans que leur lait diminue. Si elles sont affectées de
métrorrhagie, de pertes blanches ou de règles trop
abondantes, il y a lieu d'aviser. Une mère-nourrice
est enceinte, que faut-il faire? Le lait d'une femme
enceinte est, dit-on, pernicieux pour l'enfant. Que le
lait soit moins abondant, c'est vrai ; mais qu'il soit
altéré, c'est complètement faux. Pourtant au sixième
mois de la grossesse le lait se mêle avec le colostrum,
qui donne un peu de diarrhée à l'enfant, et alors il
faut s'arrêter. Je ne conseille pas de prendre une
nourrice enceinte, quoiqu'elle puisse souvent donner à
téter jusqu'à l'accouchement, comme j'en ai vu des
exemples très-nombreux. Telle est la façon dont vous
vous conduirez quant à l'allaitement.

Supposons que l'enfant ne veuille pas ou ne puisse pas
téter, que la mère ne puisse pas le nourrir, ni le mettre
en nourrice, il faudra le nourrir artificiellement. Cette
nourriture réussit très-rarement dans les villes. Sans
doute on voit un enfant sur trois, s'il est bien nourri,
s'élever, arriver à la croissance ordinaire ; mais vous devez, autant qu'il sera en vous, empêcher la nourrice artificielle. Dans les campagnes, au contraire, où il y a de
bon lait, les enfants sont habitués à en boire à satiété ;
eh bien, en Normandie, ils sont presque tous élevés au
biberon. On commence par leur donner du lait coupé, que
l'on fait donner d'abord peu à peu, puis il en boivent tant
qu'ils peuvent ; mais cela ne réussit pas si bien dans les
villes. Mettez-vous dans l'esprit que, même dans les cam-

pagnes, on perd ainsi une très-grande quantité d'enfants, et que cette nourriture ne peut même pas bien réussir chez les animaux. Comment doit-on ordonner cette nourriture artificielle? Il faut se servir du lait de chèvre ou de vache, suivant qu'il existe de ces animaux dans le pays où l'on se trouve, et donner à boire dans les biberons. Nous pourrions passer en revue toutes les différentes espèces de biberons qui ont été successivement employés; mais le biberon le plus élémentaire est une fiole, à l'extrémité de laquelle on place un morceau de linge usé. On met dans la fiole de l'eau sucrée mêlée à du lait de vache, ou bien à de l'eau féculente à la température de la peau du corps. Cette condition est nécessaire, et il importe aussi que l'enfant boive avec difficulté, qu'il fasse des efforts de succion. Voici à quoi cela servira : pendant que l'enfant tette en faisant des efforts, la salive afflue, et il insalive chaque gorgée d'aliments qu'il prend ; si, au contraire, il boit rapidement, il n'insalive pas, et se trouve alors placé dans de mauvaises conditions.

Il peut arriver que le linge blesse l'enfant; on le remplace alors par de la peau chamoisée taillée en doigt de gant retourné, et à travers laquelle passe le lait. Cette peau chamoisée, qui coûte peu, a le grand avantage d'être inaltérable, très-propre et susceptible d'être toujours lavée, ainsi que l'éponge, dans une solution légère de bicarbonate de soude, ou simplement dans l'eau froide.

Si l'enfant ne digère pas bien, on peut ajouter à son mélange un jaune d'œuf, et enfin, après des essais multiples, on arrive à trouver ce qui lui convient le mieux. On se sert alors de ces moyens pendant trois ou quatre mois, jusqu'à ce qu'on soit arrivé à l'époque de la nourriture complémentaire; mais, dans ce cas-ci, on peut ne pas la commencer sitôt, et attendre jusqu'à un an. On continue alors cette nourriture complémentaire jusqu'au moment où l'on voudra sevrer l'enfant.

Quand faut-il sevrer un enfant?

La plupart des médecins sont peu embarrassés sous ce rapport; les uns disent : c'est au quinzième mois; les autres : au dix-huitième. Tous ces praticiens sont complètement dans l'erreur. Il faut sevrer l'enfant quand il doit être sevré. Mais quand? Le sevrage, entendez-le bien, doit être retardé le plus possible; il faut laisser téter les enfants tant qu'ils veulent, deux, trois ans, surtout quand ils sont faibles, et voici pourquoi : c'est qu'à mesure que l'allaitement se prolonge, l'enfant tette moins souvent; il se nourrit davantage des aliments ordinaires, et cela facilite la transition. Je suis partisan de l'allaitement le plus prolongé, pourvu que la nourrice et l'enfant ne souffrent pas. Il importe beaucoup d'avoir à sa disposition un aliment que l'enfant digère bien, c'est-à-dire le lait; car, dans le cours des trois premières années, il est sujet à diverses maladies, dont les plus fréquentes sont celles du canal alimentaire. Cela est si vrai pour moi que, dans le cas où un enfant est affecté d'entérite ou de toute autre maladie, j'aime mieux donner le lait maternel que toute autre chose. Tels sont les motifs. Quant à limiter l'époque du sevrage, c'est absurde, et voici pourquoi : le sevrage doit toujours être subordonné à la dentition de l'enfant. En effet, l'époque de la première dention du moment où apparaissent les premières incisives jusqu'à l'époque des dernières, est un temps périlleux pour l'enfant; il est soumis à une foule d'accidents du côté du ventre, de la poitrine et de la tête, mais surtout du côté du ventre; or, comme les troubles dits de la digestion se manifestent le plus ordinairement, il importe d'avoir une alimentation pour laquelle l'enfant soit apte, qui ne puisse ni aggraver son état, ni occasioner une autre maladie. Mais la dentition dure trois ans : faudra-t-il continuer l'allaitement jusque-là, et imposer à une femme débile la nécessité de nourrir? Non pas absolument, et voici les règles qui vont nous guider; elles sont faciles à retenir.

La dentition se fait par groupes. Dans le chapitre numéro 2 nous avons établi de quelle manière.

Savez-vous à quoi sert de connaître que les dents sortent par groupes? C'est que pendant la durée d'une évolution dentaire, l'enfant est malade; il a de la fièvre, de la toux; mais après l'éruption, il se rétablit avec une rapidité merveilleuse; il en est ainsi pendant tout le temps de la dentition. Or, quand doit-on sevrer? Evidemment c'est pendant le temps du repos, dans l'intervalle d'une évolution à une autre. On vous oppose de suite des raisons d'âge; mais vous n'avez qu'à faire connaître ce que je viens de vous expliquer; et les familles vous laisseront la liberté d'agir comme vous l'entendrez. Il ne faut sevrer les enfants que sept à huit jours après une évolution dentaire, lorsque les organes seront en repos. Vous pouvez alors profiter de quelques mois pour changer l'alimentation de l'enfant et l'accoutumer à une nourriture supplémentaire.

Après laquelle de toutes ces évolutions est-il le plus opportun de sevrer?

C'est après l'évolution des canines, parce qu'elle est la plus périlleuse : celles-ci sortent une à une, et sont les seules qui soient épaulées; les autres ne rencontrent pas d'obstacles; les canines seules sont embarrassées par les dents voisines, qu'elles sont obligées d'écarter, et cela amène des accidents plus graves.

Qu'avez-vous à faire alors? Vous conduire d'après les préceptes que nous vous avons signalés, ou sinon, vous mettez l'enfant en péril, et votre conscience vous le reprochera.

Comment vous y prenez-vous quand vous sevrez? Si vous êtes prudents, vous devez donner à téter de moins en moins souvent et augmenter graduellement la quantité d'aliments; et puis, quand l'enfant est accoutumé à cela, qu'il ne tette plus qu'une ou deux fois par jour, vous pouvez être certain que le sevrage ne causera pas d'accidents.

Quand on est obligé de sevrer inopinément dans certains cas malheureux, quelle alimentation faut-il employer? Autant que possible, il faut employer du laitage, sans qu'il y ait rien de précis sous ce rapport. Il y a des enfants qui ne peuvent supporter le lait sous aucune forme, excepté le lait de leur mère; il faut alors essayer une foule d'aliments, tels que jaunes d'œufs, bouillons, potages maigres ou gras, pommes de terre avec ou sans sel, poisson, etc., jusqu'à ce que l'on en ait trouvé un que l'enfant puisse digérer. Il n'y a pas de règles de rigueur pour l'alimentation; chaque estomac a sa façon de digérer un aliment qui lui convient et qu'il faut lui donner. Si l'enfant veut du chocolat, du café ou tout autre aliment, et qu'il ne digère pas autre chose, donnez-le-lui; mais avant, essayez ce qu'on leur donne habituellement pour nourriture.

Quels sont les accidents du sevrage?

Quelque prudence que vous ayez employée, il arrive que si l'évolution des dents est irrégulière, ce qui existe chez le quart des enfants, il survient de la diarrhée, des vomissements au moment où vous commencez l'alimentation, et les enfants ne digèrent plus rien. Vous cherchez à combattre ces accidents avec le bismuth, le sel de seignette; vous essayez tout sans résultats. Ces accidents durent depuis quinze jours : si l'enfant est encore jeune, demandez une nourrice, puis tâchez qu'il veuille prendre le sein; vous l'obtiendrez difficilement quand depuis quinze jours il n'a pas tété. Mais il y a un moyen : c'est de l'affamer rigoureusement et de ne lui laisser voir que la femme qui le fera téter; cette femme l'approchera de son sein, qu'elle entourera de matières propres à l'allécher, et fera en sorte qu'il saisisse le mamelon. Si l'enfant ne le prend point, il faut insister sur ces moyens : lui introduire dans la

bouche, pendant la nuit, le doigt imbibé d'eau sucrée, et
le remplacer ensuite par le mamelon; une fois que le lait
arrive dans sa bouche, la difficulté est levée. Dans le plus
grand nombre de cas; rien ne réussit, et l'on ne peut
intervenir que par les moyens médicaux.

Il me reste à vous parler des accidents que la nourrice
peut éprouver dans le cours de l'allaitement; c'est bien
la peine de s'en occuper, car, lorsqu'on ne les connaît
point, on peut se trouver dans l'embarras.

En effet, lorsqu'une femme veut nourrir, elle commence à donner à téter ordinairement assez tard, suivant
les conseils du médecin. Cependant les seins se gonflent,
le mamelon s'efface, l'enfant a beaucoup de peine à le
saisir; le tracasse, et, dans un grand nombre de cas,
il produit de petites excoriations à son extrémité; il peut
arriver aussi que l'enfant serre fortement à la base du
mamelon, et si l'on ne prend pas beaucoup de soins pour
parer à ces inconvénients, il se forme des crevasses.
Ces excoriations et ces crevasses, qui constituent les accidents auxquels est soumise la nourrice, sont tellement
douloureuses, que les pauvres femmes qui ont la passion
d'allaiter mordent leur drap ou leur couverture en donnant le sein à leur enfant. Ces douleurs sont si véhémen-
tes et se renouvellent si fréquemment, qu'elles finissent
par amener la fièvre et l'amaigrissement de la nourrice.
D'un autre côté, quand les crevasses sont profondes, l'enfant tette du sang, et quelques médecins commettent alors
des erreurs graves en considérant comme des hématé-
mèses le sang que rend l'enfant.

Comment vient-on à bout, chez la femme, d'empêcher et
de guérir les crevasses et les excoriations?

Il importe qu'après avoir donné à téter, la femme ait
une petite éponge pour laver son mamelon. La salive de
l'enfant est acide, et pour peu qu'il reste de caseum, cela
suffit pour amener des excoriations. Ces soins de propreté

sont excessivement nécessaires. Dès que la femme commence à éprouver des cuissons au sein, on lave celui-ci avec de l'eau chaude dans laquelle on met un peu d'eau-de-vie; si les cuissons continuent, il faut ajouter à l'eau chaude un peu de sulfate de zinc ou d'acide sulfurique. Avec ces précautions, il est rare qu'on n'empêche pas ces accidents; mais, dans un certain nombre de cas, des maladies de l'enfant viennent compliquer la situation. En effet, le muguet peut affecter l'enfant et se communiquer à la mère; il faut alors songer à débarrasser l'enfant de cette affection, et traiter en même temps le mal qui est survenu à la mamelle de la femme : on y arrivera par des gargarismes avec le miel et le borax pour l'enfant, et pour la femme, par des lotions avec une solution d'azotate d'argent, de sulfate de cuivre ou de zinc.

Quand surviennent des excoriations et des crevasses autour du mamelon, on commence par lotionner avec de l'eau chaude et puis une solution légère d'azotate d'argent; si ces moyens ne suffisent pas, on se sert d'une solution de sulfate de zinc ou de cuivre, de l'eau phagédénique; et enfin, quand la maladie persiste, on a recours à une pommade au précipité blanc (o, 20 de précipité blanc sur 10 ou 15 grammes d'axonge) qui réussit dans le plus grand nombre des cas.

Il peut arriver que, malgré tous ces divers moyens employés, le mal persiste; on est alors obligé de recourir à l'emploi du bout de sein; l'enfant le prend, fait le vide, et le lait vient sans douleur pour la femme. Il n'est pas toujours facile d'amener l'enfant à saisir le bout de sein; il faut, pour y arriver, le laisser jeûner, mettre ensuite dans le bout de sein du lait chaud : sitôt qu'il le met dans sa bouche, il suce, et une fois que le lait coule, il en prend l'habitude. On reste quelquefois plus de quinze jours pour habituer l'enfant à cela; mais si l'on tient ferme, il finit par téter. Si la maladie de la femme n'existe que d'un côté, on fait téter l'enfant quatre fois du côté sain, et une fois seulement du côté malade ; peu à peu la fluxion du lait n'a plus lieu que d'un seul côté, celui qui était malade guérit pendant cet espace de temps, et puis on favorise encore la fluxion du côté du sein d'abord délaissé. Il ne faut pas craindre que le lait ne se sécrète plus dans le sein ainsi abandonné, et il faut employer fréquemment ce moyen, car il favorise beaucoup la guérison.

Supposez maintenant qu'il y ait autour du mamelon des crevasses profondes qui causent à la femme des douleurs souvent intolérables ; il faut agir vigoureusement contre elles : des cautérisations avec le crayon d'azotate d'argent, une mixture de ratanhia, des lotions astringentes, finissent par en triompher ; si le mal existe des deux côtés, on doit employer les bouts de sein et, en même temps, les divers moyens que nous venons d'indiquer. Ainsi, pourvu que l'on persiste dans la médication prescrite, et que l'on prenne beaucoup de soins de propreté, on guérit le plus ordinairement la nourrice, même lorsque les deux seins sont en même temps affectés, etc.

Les mères de famille comprendront, à la lecture de ces renseignements si pratiques, l'obligation absolue de ne déléguer à personne les charges que leur impose la nature. Elles sentiront que tous ces soins si importants et si nombreux ne peuvent être bien administrés que par les mains intelligentes et délicates de la mère ; qu'une mercenaire ne pourra et ne voudra jamais, à moins d'exceptions fabuleuses, se substituer à elles dans ce pénible devoir. Qu'elles ne l'oublient pas : la vie de leurs enfants en dépend ! »

Accidents qui accompagnent la sortie des premières dents.

Baumes, auteur d'un traité sur la dentition très-estimé à l'époque où il parut, craignant beaucoup les dangers

de la première dentition , les avait évidemment exagérés.
Malgré ses terreurs , reconnues aujourd'hui un peu chimé-
riques, il ne peut se dispenser, dans les lignes suivantes ,
de reconnaître tous les droits de la nature : Néanmoins il
n'y a nul doute, dit-il, que, par elle-même, la dentition ne
soit une époque exempte d'accidents non-seulement fâcheux, mais encore pénibles. La nature n'a pu attacher
au développement de nos parties des risques réels pour
la vie, ou des souffrances qui semblent la menacer d'une
manière si directe; et cependant l'époque de la dentition
est un temps que l'expérience a rendu redoutable : on a
été jusqu'à dire que le sixième des enfants périt des accidents de la dentition.

M. Guersent, médecin de l'hôpital des enfants malades,
homme très-compétent en cette matière, a jugé de la
manière suivante cette question :

On attribue, dans le monde, la plupart des maladies de
l'enfance au travail de la dentition. La difficulté d'observer les maladies du premier âge, et le peu de connaissances positives que nous avons sur cette partie de la médecine, ont contribué à enraciner cette opinion ; et ce
préjugé, résultat de notre ignorance, est ensuite devenu
populaire comme tous les autres préjugés. On accuse
souvent la dentition d'être la cause de la mort de plusieurs
enfants dont on n'avait point reconnu les maladies pendant la vie ; cependant l'enfant, dès sa naissance, est
atteint d'une foule d'affections morbides indépendantes
de la dentition ; il est exposé à la plupart de celles qui se
rencontrent à tous les âges, et, en outre, il en éprouve plusieurs qui lui sont particulières. Beaucoup d'enfants péris-
sent, dans le cours de leur première ou de leur seconde
année, de maladies aiguës ou chroniques des organes
contenus dans le crâne, la poitrine ou l'abdomen , et qui
souvent ont été masquées ou méconnues pendant la vie,
quoiqu'elles présentent, après la mort, des traces évidentes

d'altérations organiques qui suffisent, à tous les âges, pour rompre les liens de la vie.

Pendant les trois premières années, le travail de la dentition est considérable; les mâchoires fournissent vingt premières dents et nourrissent les trente-deux germes des dents permanentes; de sorte que les mâchoires alimentent à la fois cinquante-deux germes, tandis que la nature emploie au moins seize ans pour achever la deuxième dentition. Ce travail considérable de nutrition détermine un afflux considérable de sang vers la tête et un surcroît d'activité, en particulier, vers le cerveau. Ce travail peut bien, jusqu'à un certain point, déterminer un certain nombre d'accidents vers la tête, mais il ne suffit pas pour justifier toutes les craintes de quelques médecins et du public.

Si l'état régulier peut amener des accidents, nous comprendrons facilement que des troubles graves surviennent lorsque la dentition se fait irrégulièrement : ainsi, un développement trop précoce et trop rapide des dents, portant un excès d'activité et de vie vers la tête aux dépens du reste du corps, et rompant toute espèce d'équilibre entre les forces nutritives et sensitives de l'enfant, il en résultera très-fréquemment des désordres vers la tête et dans l'organisme entier. Une des causes de maladies qui surviennent pendant le cours de la dentition est aussi l'espèce de susceptibilité nerveuse à laquelle ce travail dispose plus ou moins les enfants, et qui est surtout très-prononcée chez ceux qui sont doués d'un tempérament très-nerveux. Ces circonstances locales et générales tendent à favoriser le développement de beaucoup de maladies, et à imprimer un caractère particulier à celles qui surviennent alors. Aussi toutes les maladies de la poitrine ou des organes de la digestion se compliquent-elles souvent de symptômes nerveux et cérébraux à l'époque de la dentition.

Il résulte de ce qui précède que les maladies occasionées par la dentition sont moins nombreuses et moins fréquentes qu'on ne le suppose généralement. Du reste, comme nous n'avons ni le pouvoir ni la volonté de faire un traité complet de ces affections, nous allons nous contenter d'en donner un rapide aperçu.

Les phénomènes morbides occasionés par le travail physiologique naturel ou irrégulier de la dentition sont de deux espèces : ceux qui se développent dans la bouche, ou locaux, et ceux qui sont plus ou moins éloignés du siége du travail dentaire, ou sympathiques.

Accidents locaux. — Quand les dents veulent percer, on voit le bord alvéolaire s'épaissir et se séparer en bosselures plus ou moins saillantes ; en même temps l'enfant perd son sommeil, s'agite, se plaint, porte ses doigts à la bouche, salive abondamment, et éprouve, au visage, un prurit douloureux qui se décèle assez souvent par des taches rouges qu'on nomme vulgairement *feux des dents.* Cet état peut durer long-temps, et l'on juge que l'éruption n'est pas prochaine encore, quel que soit le volume du bord alvéolaire, tant que l'on voit régner sur sa superficie un filet saillant, reste du bord tranchant qui, dans les premiers temps de la vie, représentait seul les gencives. Enfin la gencive rougit, s'amollit, puis un point blanchâtre recouvre, sous la forme d'un follicule ulcéré, l'extrémité de la dent, dont la couronne sort ordinairement en deux ou trois jours. Nous avons dit déjà que les dents sortaient par séries, et nous avons indiqué les époques, afin de faire bien connaître aux mères de famille les temps qu'elles doivent redouter pour les enfants et l'importance qu'elles doivent attacher aux accidents qu'elles voient survenir.

L'écoulement abondant de la salive, loin d'être un accident, est, au contraire, un travail salutaire de la nature, destiné à assouplir et dilater le tissu des gencives. C'est alors que les enfants portent à la bouche tout ce qu'ils

peuvent saisir. On peut, sans inconvénient, leur laisser
mâcher des hochets d'os, d'ivoire, ou une croûte de pain :
la pression favorise l'écartement de l'alvéole. Mais, aussitôt que la gencive rougit et se gonfle, il faut remplacer
les hochets solides par des morceaux de racine de guimauve, de réglisse, de figues sèches, etc.

Il peut arriver qu'un phénomène jusqu'alors naturel
devienne morbide; que l'inflammation des gencives soit
intense et les douleurs vives. La bouche devient le siége
d'une chaleur très-élevée et d'une rougeur violacée. Le
tissu des gencives, d'un rouge vif, presque violet, sec et
luisant, donne lieu à des douleurs si aiguës que l'enfant
pousse des cris continuels. Ce gonflement s'accompagne
de rougeur à la face, d'une soif vive; l'enfant est dans un
état d'accablement et de somnolence, interrompu par des
sursauts, de l'agitation. La fièvre est continue, et, comme
elle tient au gonflement douloureux des gencives, elle
cesse avec ces accidents. Dans ces cas, il faut administrer
à l'enfant des boissons adoucissantes et relâchantes; si
ces moyens sont insuffisants, avoir recours aux boissons
laxatives pour entretenir la liberté du ventre, aux lave-
ments émollients ou laxatifs, aux cataplasmes chauds ou
légèrement sinapisés aux extrémités inférieures; si les
accidents se prolongent et s'aggravent, aux sangsues derrière les oreilles; enfin, si la dent soulève la gencive, aux
incisions de cette membrane. Je recommande cependant
de n'avoir recours à ce dernier moyen qu'avec prudence
et réserve, dans les seuls cas où l'on pourrait redouter les
convulsions. Il faut avoir confiance dans les efforts et les
ressources de la nature, surtout chez les jeunes enfants.
Il peut se développer aussi sur les gencives, les lèvres,
les parois internes des joues, des aphthes et des plaques
couenneuses, qu'il ne faut pas confondre avec les accidents développés isolément, et constituant une maladie
grave, le muguet. On emploie, dans ces cas, des collu-

toires émollients, légèrement calmants; et, si la maladie
ne cède pas, il faut avoir recours à de légères cautérisations:

Maladies générales. — L'état de l'enfant qui met des
dents devient maladif du moment où la fièvre est continue,
où les digestions se troublent, où le lait est vomi avec facilité et promptement, où il se déclare une diarrhée séreuse, jaunâtre, verdâtre, où enfin, et c'est là l'accident
le plus redoutable, des convulsions se manifestent dans
un point quelconque de l'économie, et successivement
dans plusieurs. Ces accidents forment autant d'affections
distinctes qui, bien que ne différant pas sensiblement de
celles de même nature se développant dans toute autre
circonstance, méritent cependant un traitement qui pourrait ne pas convenir ailleurs.

La fièvre continue, dit Duges, est un des effets les plus
ordinaires d'une dentition pénible, mais elle est souvent
peu intense, de courte durée, et symptomatique de l'inflammation des gencives; l'inappétence, si l'enfant est
sevré, en est un symptôme constant, ainsi que les éruptions anormales qu'on remarque si souvent sur diverses
parties du corps des enfants. Dans les cas graves, cette
fièvre prend tous les caractères des fièvres catarrhales, si
souvent fâcheuses chez les adultes, et dans le cours desquelles toutes les membranes muqueuses sont envahies
à la fois; elle peut même se compliquer d'accidents au
cerveau et faire alors courir aux enfants les plus grands
dangers.

Il faut noter cependant que tous les accidents faiblis-
sent et cèdent, le plus souvent, lorsque la sortie des dents
s'est effectuée.

Plusieurs inflammations des membranes muqueuses,
dit M. Guersent, particulièrement celles de la conjonctive,
du larynx, de la trachée-artère et du gros intestin, surviennent également au moment du travail de la dentition;

et cessent dès que les dents se sont manifestées. Ces accidents se rencontrant, chez un grand nombre d'enfants, à chaque éruption dentaire, il faut bien reconnaître qu'elles sont le résultat de la dentition.

Ces différentes complications peuvent simuler des affections très-graves, le croup, des irritations d'entrailles. Aussi je répète qu'on ne peut pas assez se bien pénétrer du mécanisme de la dentition et des temps de sortie des dents. Toutes ces maladies sont légères et cèdent ordinairement à un traitement adoucissant. Il est quelquefois nécessaire, lorsque l'enfant est d'un tempérament sanguin, d'avoir recours à une application de sangsues; dans d'autres cas, à l'établissement d'un petit vésicatoire, si l'enfant a, dès sa naissance, manifesté des dispositions humorales, signalées à l'extérieur par des éruptions sur la peau, par l'engorgement des glandes.

Le flux diarrhéique se rencontre quelquefois seul; mais souvent aussi le vomissement coïncide avec lui et lui succède promptement, de sorte que, dans la plupart des cas, l'une de ces maladies n'est que le premier degré de l'autre. Ces deux principaux symptômes réunis constituent, aux yeux de M. Guersent, une maladie particulière beaucoup plus commune à la sortie des canines et des molaires que des dents antérieures, et que M. Duges dit avoir observée plus souvent chez les enfants déjà sevrés que chez ceux qui sont encore à la mamelle. Cette affection peut devenir, dans quelques cas, très-grave, et même mortelle.

L'affection, sans contredit, la plus effrayante et peut-être la plus grave qui se développe sous l'influence de l'éruption dentaire, porte le nom de convulsions.

Cet accident, lorsqu'il est déterminé par le travail de la dentition, ne se manifeste pas avant quatre ou cinq mois; lorsqu'il se développe avant cette époque, il est généralement le résultat de désordres dans le cerveau. On observe les convulsions ordinairement chez les enfants d'un tempérament nerveux, mais de constitutions très-différentes ; on les voit chez les enfants faibles, pâles, maigres, très-irritables et sujets à la diarrhée. Tantôt elles affectent des enfants gras, frais, colorés, forts et naturellement constipés. Elles arrivent quelquefois subitement, d'autres fois elles sont précédées d'agitation pendant la nuit ; tantôt elles sont bornées aux muscles des yeux et de la face, tantôt elles se propagent aux membres supérieurs ; quelquefois elles sont passagères et de courte durée, d'autres fois elles se prolongent, et alors elles peuvent mettre la vie en danger.

Les moyens à employer pour faire disparaître ces accidents doivent différer suivant la constitution des enfants. Si l'enfant est faible, on se contente de lui appliquer des cataplasmes sinapisés aux pieds, des compresses d'eau froide sur la tête, et de lui administrer des antispasmodiques à l'intérieur ; si l'enfant est fort, on emploie les mêmes moyens, et on y ajoute une application de sangsues au cou, ou derrière les oreilles.

On vante beaucoup, en ce moment, comme moyen préventif, un sirop dit de dentition, préparé par le docteur Delabarre ; il suffit, pour faciliter la sortie des dents, de passer de ce sirop sur les gencives. (1).

Accidents déterminés par la sortie des dents permanentes.

L'éruption des dents de la seconde dentition donne rarement lieu à des accidents graves. Cependant on ob-

---

(1) Le bon résultat que l'on en obtient chaque jour me fait le recommander à mes clients comme moyen sûr de calmer les souffrances de l'enfant.

serve quelquefois des accidents inflammatoires dans la bouche, dans les voies digestives et dans les organes respiratoires. Ces désordres cèdent après la sortie des dents. Les dernières grosses molaires (dents de sagesse) sont les seules qui occasionent, chez quelques individus, des accidents locaux assez sérieux. L'arcade alvéolaire supérieure est disposée de manière à ne mettre aucun obstacle à la sortie de cette dent; mais la mâchoire inférieure ne laisse quelquefois qu'un espace très-limité pour loger cette dent entre la deuxième grosse molaire et l'apophyse coronoïde.

La sortie de cette dent, surtout lorsqu'elle est tardive, est accompagnée d'un sentiment d'engourdissement et d'une douleur distensive plus ou moins forte. Le malade ne sait pas au juste à quelle partie assigner le point de départ de cette douleur. Il peut arriver que les accidents ne se bornent pas à cette douleur; alors il survient des phénomènes beaucoup plus graves : une inflammation vive, de la fièvre, du délire, le tout accompagné d'une atroce douleur. C'est dans ces cas qu'on a indiqué d'inciser la gencive pour donner issue à la couronne de la dent. Il y a des cas où cette petite opération ne suffit pas : ceux, par exemple, où il n'existe pas un espace suffisant pour loger la dent.

J'ai noté, dans ma pratique, deux cas très-curieux de sortie difficile ou vicieuse de cette dent, que je crois devoir donner ici.

Un monsieur vint me consulter et me prier de le débarrasser des douleurs que lui causait une dernière molaire fortement déjetée en dehors : c'était une dent du haut, ce qui, par parenthèse, prouve qu'à la mâchoire supérieure il peut aussi survenir des accidents, mais d'une autre espèce que ceux que nous avons signalés. Ce malade ouvrait très-difficilement la bouche, ne pouvait manger sans éprouver de violentes douleurs, et, à chaque mouvement, la joue était déchirée par la dent. L'extraction seule pouvait soulager immédiatement le patient, mais il était presque impossible de la saisir. C'est alors que j'imaginai une pince contre-coudée avec laquelle j'enlevai facilement la dent cause de tant de douleurs. Après l'opération, le malade sentit immédiatement un grand soulagement, et tout rentra dans l'ordre.

La seconde observation se rapporte plus directement aux désordres que nous venons d'étudier. C'était une dent du bas, mal sortie, déjetée en dedans, faute d'une place assez large pour se caser; elle occasionait des douleurs intolérables dans la langue, dans l'oreille; l'enlever était impossible, que faire? J'eus alors l'idée d'employer un moyen indiqué par mon maître, le savant professeur Lemaire, qui consiste à enlever la molaire la plus rapprochée. Je communiquai mon projet au malade, qui aurait consenti à tout ce que je lui aurais proposé. J'enlevai la deuxième grosse molaire, l'hémorrhagie fut abondante, soulagea le patient, et peu de temps après la dent de sagesse avait pris la place de la dent arrachée.

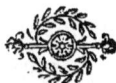

CHAPITRE CINQUIÈME.

———◦⊰✦⊱◦———

On reconnaît deux classes d'irrégularités de la denti-tion. Les unes affectent spécialement les dents, les autres dépendent d'une disposition vicieuse des arcades dentaires. Les premières se manifestent sous plusieurs formes : tan-tôt les dents sont pressées plus ou moins irrégulièrement les unes contre les autres, tantôt elles se dirigent obli-quement en des sens différents ; d'autres fois elles sont contournées sur elles-mêmes de manière à présenter en avant un de leurs bords ; enfin ces productions peuvent dévier de leur position normale. Les autres se manifes-tent sous trois formes différentes, connues sous les noms de proéminence, de rétroïtion et d'inversion.

Dans la proéminence, les dents antérieures sont pro-jetées obliquement en avant, et paraissent très-longues.

La rétroïtion est un vice de conformation opposé au précédent. Enfin, dans l'inversion, les dents supérieures viennent se placer derrière les inférieures, ce qui fait saillir la lèvre inférieure, et donne à la figure les traits de la vieillesse, d'où le nom de menton de galoche.

Ces infirmités réclament un certain nombre d'opérations et de moyens mécaniques qui constituent ce qu'on appelle l'orthopédie dentaire. C'est surtout dans ces cas difficiles, qui demandent des opérations délicates, qu'on établit la différence entre un arracheur de dents et un chirurgien-dentiste, et qu'on reconnaît que le premier est aussi commun que le second est rare. Nous reviendrons sur ce sujet dans un autre chapitre.

Les maladies des dents proprement dites sont de deux espèces : les unes se rattachent au travail qui a présidé à leur formation, comprennent les maladies des follicules et les influences qu'elles exercent sur les substances dentaires; les autres, accidentelles, se manifestent après l'éruption des dents, et consistent dans les diverses lésions physiques auxquelles elles sont exposées.

Pour faciliter l'étude des maladies des dents, on peut encore les diviser en trois classes, suivant qu'elles affectent les parties dures, comme l'usure, la fracture, l'atrophie, la décomposition de l'émail, la carie, la consomption des racines, leur exostose; qu'elles intéressent les parties molles ou mieux la pulpe, comme son inflammation, sa fongosité, son ossification et les différentes névroses dentaires; ou qu'elles attaquent les dents dans leurs connexions : tels sont l'ébranlement, la dénudation des racines, la luxation et l'arrachement.

Les caractères physiques des dents ont, dit M. Oudet, servi depuis long-temps à établir leurs bonnes ou leurs mauvaises qualités. On les regarde d'une bonne nature quand elles sont bien nourries, plutôt courtes que longues, d'un tissu dur, peu impressionnables, et recouvertes d'un émail épais et bien uni. On les juge, au contraire, d'une mauvaise nature si elles sont alongées, maigres, étroites, d'une texture tendre et facilement attaquables par la lime ; si, revêtues d'une couche peu abondante d'émail, les incisives sont minces à leur extrémité tranchante ; si les canines se terminent par une pointe effilée, et que la couronne des grosses molaires affecte la forme d'un ovoïde. Ces dents sont ordinairement plus ou moins sensibles à l'action des agents mécaniques et chimiques.

La couleur des dents fournit également d'utiles indications. Celles qui sont d'un blanc mat ou tirant sur le jaune se conservent, en général, le plus long-temps ; celles d'un blanc gris sont de moins bonne qualité ; mais, de toutes les teintes, la plus désavantageuse est celle d'un blanc bleu : les dents qui offrent cette coloration sont très-exposées à la carie. Quelques auteurs prétendent qu'elle se rencontre fréquemment chez les phthisiques. Avant d'entamer l'histoire des accidents que nous venons d'énumérer, il est nécessaire de parler de l'odontalgie ou douleur des dents, accident commun à la plus grande partie des maladies dentaires.

Cette douleur n'est généralement que le symptôme d'affections dont la nature et le siége sont différents. Il est quelquefois assez difficile de déterminer si elle occupe une ou plusieurs dents, la pulpe ou tout autre point du système dentaire.

Cette affection est plus commune dans l'enfance et la jeunesse que dans un âge avancé ; elle offre de nombreuses différences sous le rapport de ses causes, de son mode d'invasion, de son degré d'intensité, de sa durée, de son type continu ou intermittent, etc. Elle peut être chronique, peu intense, dépendre d'une carie ou d'une maladie organique de la dent ; elle peut être aiguë, violente : elle porte alors le nom de rage de dents, prive du sommeil, produit quelquefois la fièvre, des spasmes, des vomissements, etc. Ordinairement elle se termine par un gonflement de la joue et des gencives, qui a reçu le nom vulgaire de fluxion.

M. Marjolin, d'après Pleneck, divise cette affection en huit classes :

1° Odontalgie rhumatismale. Elle se développe dans les temps froids et humides; elle peut atteindre des dents saines ou des dents cariées; elle peut alterner avec diverses autres affections. On l'attribue généralement à un coup de vent.

2° Odontalgie arthritique. Elle reconnaît pour cause une maladie goutteuse, et disparaît lorsque la goutte a été rappelée à son siége primitif.

3° Odontalgie sanguine ou par pléthore locale. Elle survient chez les jeunes sujets, les femmes enceintes, les nourrices; elle reconnaît pour cause la suppression d'un écoulement de sang habituel, l'usage des aliments irritants, etc. On conseille, dans ces cas, les évacuations sanguines.

4° Odontalgie inflammatoire. Elle ne diffère de la précédente que par plus d'intensité; elle exige d'ailleurs le même traitement.

5° Odontalgie catarrhale ou séreuse. Elle est caractérisée par le gonflement considérable des gencives, par la secrétion d'une grande quantité de salive, par la tuméfaction de la joue; elle se déclare dans les temps froids et humides.

6° Odontalgie gastrique, quelquefois vermineuse. Elle est occasionée et entretenue par un état saburral de l'estomac, ou par des vers intestinaux.

7° Odontalgie nerveuse ou névralgie dentaire. Cette espèce est la plus fâcheuse de toutes Son siége paraît être dans les nerfs dentaires. Elle peut exister sans maladies des dents et des gencives, et coïncide avec une névralgie de l'œil, de l'oreille, de la face; elle revêt assez souvent le type intermittent, et cède alors avec facilité aux pré-

parations de quinquina. Lorsque la névralgie n'offre pas
ce type intermittent, les préparations de quinquina sont
inefficaces ; elle est alors très-rebelle , et on emploie
souvent en vain une foule de moyens de traitements, parmi lesquels nous trouvons la belladone , la jusquiame ,
l'opium , etc., etc.

8° Odontalgie cachectique. On y rapporte les douleurs
de dents et de gencives produites et entretenues par les
vices scrofuleux , dartreux , vénériens , par le scorbut ;
elles finissent, à la longue, par occasioner des désordres
sérieux dans les dents , leurs alvéoles , leur pulpe. Enfin
on place dans ces deux derniers genres les odontalgies
produites par les maladies organiques des dents , et celles
qui sont occasionées par l'éruption difficile des premières et des secondes dents. Il arrive très-souvent que
des malheureux atteints de douleurs violentes nous solli-
citent de leur arracher des dents qui ne sont pas gâtées ;
dans de pareils cas , si le chirurgien est bien instruit des
différentes maladies que je viens d'énoncer, il ne cèdera
pas au désir du malade. J'ai l'habitude, lorsque j'ai reconnu que le siége de ce symptôme n'était pas dans une
dent cariée , d'adresser le malade à son médecin , afin
d'avoir son avis.

Jetons maintenant un coup d'œil sur les différents désordres plus matériels qui peuvent atteindre les dents et
les parties qui les composent.

Usure. Elle se produit chez tous les sujets , et suit les
progrès de l'âge; elle affecte le plus ordinairement les personnes dont les dents sont d'une texture délicate. Elle est,
par elle-même, un phénomène physiologique qui résulte
de l'exercice des fonctions que ces organes remplissent.
Cependant elle peut se montrer anormalement chez les
personnes qui ont l'habitude de mâcher des corps durs , de
fumer avec des pipes de terre, de grincer des dents , d'employer des poudres dentifrices mal porphyrisées ; elle peut

aussi être facilitée par le contact habituel ou accidentel d'agents chimiques sur les dents.

Fracture. Cet accident s'observe assez fréquemment. Il se développe généralement sous l'influence d'un coup, d'une chute, de la rencontre imprévue, durant l'acte de la mastication, de corps durs mêlés aux aliments. Il atteint le plus souvent les incisives d'en haut. Il peut n'enlever qu'une parcelle de l'extrémité de la dent, et alors on corrige facilement les irrégularités qu'il a produites par un coup de lime. D'autres fois il est beaucoup plus grave et peut découronner une dent entière assez profondément pour mettre la pulpe à nu. Pour éviter, dans ce cas, des douleurs violentes, on cautérise avec un fer rougi à blanc. La fracture se produit le plus souvent sur des dents préalablement affaiblies par une carie plus ou moins profonde.

Les anciens ne croyaient pas à la possibilité de la consolidation des fractures des dents. Eustachi en trouvait la raison dans l'obstacle que l'air ambiant apporte à la formation du cal, et dans la dureté et la sécheresse des substances dentaires, qui ne permettent l'écoulement d'aucun fluide agglutinatif propre à procurer l'adhésion des fragments. Ce n'est que dans ces derniers temps, et d'après des faits rapportés par Bew, Jourdain et M. Duval, que l'on est revenu de cette opinion pour les fractures des racines; et plus tard M. Oudet a prouvé, par des expériences sur les animaux vivants, que les fractures de la couronne pouvaient également se consolider. Seulement cette consolidation s'opère au moyen de nouvelles couches d'ivoire fournies par la pulpe et s'étendant le long des fragments.

Hypertrophie. L'hypertrophie consiste dans une secrétion anormale de tissu dentaire venant s'ajouter à la dent déjà formée et augmentant son volume. Cette affection porte le plus souvent sur l'émail, et annonce qu'il est de mauvaise qualité.

L'atrophie est la maladie tout opposée : elle consiste

dans la diminution générale ou partielle du tissu dentaire ; elle est le résultat d'une maladie du follicule ; elle peut aussi se développer sous l'influence de maladies graves survenues pendant l'enfance, et surtout durant le travail de la dentition. Il est fort difficile de remédier à cette affection.

En Limousin cette maladie est assez commune, particulièrement chez les enfants de la classe malheureuse, qui le plus ordinairement habitent des lieux insalubres, où ils sont privés d'un bon air. Donnant mes soins aux enfants de l'hôpital pour ce qui est de ma spécialité, j'ai été à même d'observer qu'un grand nombre avaient leurs dents atrophiées ou érosées.

Décomposition de l'émail. — Quelque dur que soit l'émail, il peut éclater, se fendre, s'entamer sous l'action des chocs, se fendiller sous l'action du chaud et du froid répétés, se décomposer sous l'influence des préparations chimiques, des acides, par exemple ; il peut encore se ramollir de lui-même, se dissoudre, se décomposer. Cette affection n'est autre chose que la carie calcaire de M. Duval ; elle se développe généralement sous l'influence des causes générales, et sur les dents d'un blanc lacté, d'une texture fragile.

Quelques dentistes, comme Maury, conseillent de porter sur les points où l'émail est ramolli, rugueux, une lime douce, afin de l'enlever et de pénétrer jusqu'aux parties saines de la dent ; mais, comme le fait observer Bégin, il est douteux que cette opération puisse être d'un grand secours : l'élimination des parties altérées n'empêchera pas les autres de subir le même sort.

Carie. — Elle est la plus fréquente de toutes les maladies des dents, et celle qui produit les douleurs les plus vives. Il serait difficile de donner une définition exacte de la carie. Malgré tous les travaux faits sur ce sujet,

5

on n'est pas encore arrivé à connaître d'une manière précise la nature intime de cet accident.

On distingue généralement deux espèces de caries : la carie molle ou rongeante et la carie sèche ou stationnaire. On s'en est tenu à cette division, quoique des hommes très-recommandables aient proposé des classifications plus étendues. Ainsi la division de M. Duval, homme très-compétent sur la matière, est loin d'être adoptée. Il reconnaît sept espèces de caries : 1° la carie calcaire; 2° l'écorçante ; 3° la perforante ; 4° la charbonnée ; 5° la diruptive; 6° la stationnaire ; 7° la carie simulant l'usure.

La carie, consistant en une destruction graduelle d'une partie ou de la totalité de la substance dentaire, a été considérée par les uns comme le résultat d'un travail analogue à l'ulcération des os; par les autres, comme le produit d'une simple décomposition chimique, opérée par les fluides acides qui imprègnent presque constamment les dents (1).

Les dents molaires sont plus souvent affectées de carie que celles des deux autres espèces. C'est ordinairement le fond des petites cavités de leur surface qui est le siége

---

(1) L'opinion du savant docteur Ch. Bew, chirurgien-dentiste de feu Georges IV, roi de la Grande-Bretagne, au sujet de la carie, dit : « Que les dents se carient quand elles sont serrées ou pressées les unes contre les autres; que cette compression permanente empêche une libre circulation des parties en contact, et, de plus, détermine autour de ces parties un afflux de liquide dans la capillarité vasculaire, qu'il compare à des varices, ou plutôt à des espèces d'anévrismes, qui, en se déchirant, occasionent la flagellation, l'ecchymose, la mort et enfin la décomposition du point frappé de pourriture connue sous la dénomination de carie dentaire. »

primitif de la maladie. Elle débute généralement par les bords sur les autres espèces ; chez les sujets lymphatiques et scrofuleux , elle attaque de préférence les incisives.

Plus commune chez les femmes que chez les hommes , et chez les jeunes sujets que chez les vieillards , elle se développe, en général, dans les pays froids et humides. Elle peut être indolente ou très-douloureuse. Quelques auteurs , M. Désirabode en particulier , pensent que les dents de lait atteintes de carie entraînent rarement des douleurs iguës. Je suis d'un avis tout opposé. Dans le *Limousin* , où presque tous les enfants ont les molaires de la première dentition cariées, je vois chaque jour des petits malheureux atteints de rages de dents terribles , qui résistent à tous les moyens mis en usage pour les calmer ; et, malgré toute ma répugnance à leur extraire les dents , je m'y vois le plus souvent forcé.

La carie procède généralement de l'intérieur à l'extérieur. Un petit point jaune ou brun se manifeste près de l'émail, qu'il envahit peu à peu , en s'étendant vers la surface de la couronne; le tissu de la dent se ramollit en cet endroit ; il s'y creuse une cavité qui finit quelquefois par être limitée par la seule couche la plus superficielle de l'émail. On trouve dans cette cavité une matière molle , brune , jaune ou noire, d'une odeur fétide qu'elle communique à l'haleine. Quand la carie est parvenue à une certaine profondeur, la pulpe , mise à nu , devient très-facile à impressionner par le chaud, le froid, les corps durs, et les douleurs ne tardent pas alors à se déclarer , tantôt spontanément, tantôt à l'occasion de la cause la plus légère. Je ne crois pas nécessaire de décrire cette douleur , trop de personnes la connaissent. Cette espèce de carie marche plus ou moins vite , suivant la constitution des personnes ; nous l'avons désignée sous le nom de carie molle , ou rongeante, ou humide.

D'autres fois la carie, loin de marcher avec cette rapidité, après avoir envahi une certaine portion de la couronne, s'arrête et présente à l'extérieur une surface
brune, noire ou d'un jaune foncé, d'une dureté très-
grande et peu impressionnable à l'action des corps extérieurs. Nous la connaissons alors sous le nom de carie
sèche ou stationnaire.

Quoique cette division soit généralement approuvée, il
faut bien reconnaître que la carie présente de nombreuses
différences quant à sa forme, à sa marche, à son étendue, à sa couleur, à sa position et aux symptômes qui
l'accompagnent.

Les causes de la carie sont très-nombreuses ; on les
divise en externes et en internes. La carie de cause externe peut être attribuée à l'action du froid, beaucoup
plus souvent au contact fréquemment répété de liquides
très-chauds avec les dents ; à la transition subite de la
chaleur et du froid, agissant directement sur la dent ;
aux commotions, aux abcès des gencives, à l'application
des substances chimiques ou acides. On regarde encore
comme cause fréquente de carie le séjour prolongé entre
deux dents de parcelles de substances alimentaires, qui,
en produisant la fermentation acide, en attaquent l'é-
mail ; les différents désordres qui peuvent atteindre la
pulpe dentaire. Enfin on reconnaît comme cause active
de cette maladie l'habitation dans des pays humides et
froids, dont la température est variable. Les auteurs, pour
appuyer ce fait, citent la Picardie, la Hollande et surtout
la *Frise*, comme des pays où la carie paraît être très-
commune. Je puis y ajouter, sans craindre d'être démenti,
le Limousin. J'ai observé avec beaucoup d'attention dans
les divers établissements d'instruction dont je suis le
chirurgien, dans ma clientelle, ce phénomène si commun ; j'en ai recherché les causes, et je me suis convaincu qu'il se développe généralement sous l'influence

de la brusque variation de la température du pays, de l'usage d'eaux de sources vives ; et surtout, il faut bien le dire, les dents se gâtent parce que la négligence, l'oubli de toutes les règles de l'hygiène dentaire , n'y mettent pas obstacle.

Les causes prédisposantes à la carie externe sont bien la grande chaleur et le grand froid ; aussi les dents de devant sont celles qui y sont le plus exposées , et celles de la mâchoire supérieure le sont plus que celles de l'inférieure , qui se trouvent préservées par la disposition des lèvres , des joues et de la langue, qui les recouvrent.

La cause de la carie interne est diverses maladies organiques ou accidentelles , au premier rang desquelles je place l'inflammation de la pulpe dentaire , occasionée par une transition subite du chaud au froid. L'habitation des pays humides , dont la température est variable ; la suppression de quelques sécrétions, l'organisation délicate , les affections rhumatismales, scorbutiques, syphilitiques ; la gastrique aiguë, etc., sont autant de causes prédisposantes , lorsqu'elles sont arrivées à un degré où elles portent le trouble dans les fonctions de la digestion. L'émail devient terne sans perdre son poli , et la douleur sourde et rongeante que l'on ressent dans la dent sont des signes qui indiquent cette carie.

J'ai observé très-fréquemment des caries presque générales survenir à la suite des fièvres typhoïdes. Il est constant aussi pour moi que la carie peut se transmettre des parents aux enfants, qu'elle peut être héréditaire (1).

_____

(1) D'après l'observation, les habitants des villes y sont plus exposés, ainsi que les animaux domestiques qui vivent de la même nourriture. Les peuples sauvages et les animaux carnassiers, tels que le lion, le tigre, etc., etc., ont de fort bonnes dents, et ne subissent d'autres altérations que l'usure.

Du traitement de la carie.

Il est important, après avoir indiqué les causes les plus ordinaires de la carie, d'indiquer aussi succinctement le mode de traitement qui doit avoir pour but de préserver les dents saines de l'atteinte du mal, d'arrêter les désordres qu'elle produit et d'y remédier, soit en calmant, soit en détruisant la cause de la douleur. Je place en première ligne, comme moyen préservatif, les soins de propreté exécutés chaque jour avec ponctualité; et s'il y a des dents ou des racines trop mauvaises qui occasionent de la suppuration aux gencives, les faire extraire; ou encore, si elles sont dans les conditions à pouvoir être conservées par le secours du plombage ou de la lime, ne pas le négliger, car tout le monde sait aujourd'hui que la carie se propage rien que par le simple contact de la dent malade à la dent saine.

Lorsque la dent cariée est douloureuse, le traitement doit varier selon son caractère, sa cause, sa sensibilité et l'état des gencives.

Les gargarismes émollients, les cataplasmes, les fumigations, les sangsues aux gencives ou derrière les oreilles, les vésicatoires et les ventouses derrière les oreilles sont autant de bons moyens pour combattre les inflammations de la pulpe dentaire et des gencives, et empêcher les abcès, lorsque les soins sont assez prompts. Il est aussi d'autres moyens employés pour assoupir directement la douleur et modérer la sensibilité : ce sont les *odontalgiques* proprement dits. Au premier rang l'on place les préparations d'opium, le camphre, la jusquiame, la belladone, la morphine et le suc de l'euphorbe (ou réveille-matin), etc. Quelquefois aussi les excitants sont mis en usage avec succès, tels que la cautérisation de la carie et du nerf dentaire par le fer chaud ou par les acides, ou encore (et c'est le plus habituellement) par les teintures alcoholiques de myrrhe, de cochléaria, etc.; l'éther sulfurique, le chloroforme et la pâte alumineuse; les huiles essentielles de menthe, de girofle, de cajeput, et un tas d'autres préparations dont la nomenclature serait trop longue pour les rappeler ici. La plupart des médicaments que je viens d'indiquer sont employés avec du coton que l'on introduit dans la carie, après l'avoir préalablement imbibé du calmant.

Je dis avec M. Désirabode que, lorsque rien ne peut calmer et que les douleurs ont une extrême intensité et sont devenues persistantes, sans doute il n'y a souvent plus que l'extraction de la dent qui est le siége de la douleur qui puisse soulager le malade; mais, dans beaucoup de cas, les douleurs sont légères, elles ne se montrent qu'à des intervalles éloignés, et seulement à l'occasion de circonstances accidentelles dont il est aisé de reconnaître l'action et de détruire ou de modérer les effets. Je trouve ici l'occasion de dire que tous les jours je donne le conseil aux personnes qui me consultent de ne pas sacrifier leurs dents à la première douleur et lorsqu'elles ne sont que peu cariées; qu'elles peuvent par des soins être conservées et rendre encore de grands services. Le grand nombre de mes clients comprennent que le sage conseil que je leur donne est dans leur intérêt et est désintéressé; mais aussi, il faut le dire, il y en a un assez grand nombre qui sortent de chez moi peu contents de ce que je me refuse de leur extraire des dents très-peu cariées, ou même quelquefois entièrement saines : aussi je suis flatté de la réputation qui m'a été faite de ne vouloir les extraire qu'à la dernière extrémité. M. Désirabode dit vrai au sujet de quelques personnes qui ont la manie de se faire extraire les dents. « Comme c'est à l'occasion de la carie que se fait le plus grand nombre d'extractions de dents, peut-être est-ce ici plus que nulle autre part que se présente la nécessité de blâmer la facilité avec laquelle une foule de personnes, pour quelques douleurs passagères, se font extraire une dent, et la froide insouciance de certains dentistes qui acceptent la proposition. Qu'on réfléchisse, en effet, un instant, soit aux rapports mutuels qui existent entre les dents et la structure des cavités osseuses qui les reçoivent, soit au soutien réciproque qu'elles se fournissent entre elles, et on sera bientôt convaincu que leur grande solidité dépend en partie de la conservation de leur ensemble. »

De l'érosion des dents.

Quoique cette maladie soit bien distincte de la carie, elle la simule quelquefois si bien qu'il n'est pas surprenant que les gens du monde la prennent pour elle. L'érosion se borne le plus ordinairement à l'émail, et les dents qui en sont atteintes sont gravées horizontalement, ou quelquefois aussi diagonalement, d'un côté à l'autre. J'ai remarqué sur le grand nombre d'enfants que j'ai vus et que je vois chaque jour, que ceux qui sont malades depuis long-temps, ou qui ont eu plusieurs nourrices, ont ces petites rainures et ces petites cavités plus profondes. Les enfants rachitiques et ceux atteints de maladies nerveuses à l'âge d'un à deux ans ont toujours les quatre incisives et les molaires permanentes érosées, et si cette affection arrive plus tard, ce sont les petites molaires et les canines. Elle attaque les dents sur divers points, rarement postérieurement. Parfois la couleur naturelle de l'organe n'est altérée sur aucun point de ses cavités; mais ordinairement, et surtout à la partie la plus profonde, elles sont noires, ou du moins brunes ou jaunes, défaut d'autant plus désagréable qu'il paraît être l'effet de la carie, ou du moins de la négligence et de la malpropreté. Toutes les dents aussi en travail d'ossification peuvent être érosées si l'enfant est affecté de maladie aiguë.

L'observation prouve que, lorsque l'enfant prend de l'âge et que ses forces se développent, les érosions légères disparaissent en partie ; pour celles qui sont plus profondes, on doit les garnir d'or pour empêcher la carie.

Consomption des racines. — Quoique la racine soit moins fréquemment atteinte que la couronne, elle peut cependant présenter diverses altérations, parmi lesquelles nous voyons une désorganisation qui est généralement le résultat de désordres variés du pédicule vasculo-nerveux et du bulbe dentaire.

Cette maladie a reçu le nom de consomption ; elle s'annonce par une vague douleur dans l'organe malade, par des amas de pus qui se forment dans l'alvéole, se font jour au-dehors et établissent des trajets fistuleux autour de la dent ébranlée. L'arrachement est le seul moyen de mettre fin à tous ces désordres.

Exostose des dents. — Cette maladie atteint le plus souvent les racines ; elle est extrêmement rare ; elle consiste dans une augmentation de volume, déterminée par des lames osseuses minces, plus ou moins nombreuses, situées sur divers points de la racine. Ces concrétions peuvent être volumineuses et l'envelopper entièrement. D'autres fois la racine peut devenir très-volumineuse, tout en présentant une large cavité dans son intérieur. Cette cavité offre des parois minces ; elle est comme soufflée. On a donné le nom de *spina ventosa* à cette dernière forme rare d'exostose. Il n'en existe qu'un seul cas bien authentique décrit par M. Oudet.

Inflammation, fongosité et ossification de la pulpe dentaire. — Lorsque la carie, une fracture, ou tout autre accident ont complètement détruit la couronne d'une dent, la pulpe, mise à nu, devient le siége de douleurs violentes, un travail inflammatoire s'y établit, peut se propager aux parties voisines et donner lieu à un engorgement des tissus, à une fluxion, et quelquefois à des abcès ; d'autres fois il peut passer à l'état chronique et produire une végétation d'une nature mollasse qui fait saillie à l'extérieur de l'ouverture dentaire. On conseille, dans ce dernier cas, de pratiquer des cautérisations lorsque l'inflammation a diminué, et mieux encore, d'enlever les débris de la dent. Quant à l'ossification, elle est bien plus souvent l'effet d'un travail conservateur qu'une maladie. Dans une dent usée, la pulpe s'ossifie dans le voisinage de la table qui ferme encore le canal de la dent, et augmente ainsi l'épaisseur de ses parois ; mais dans les dents cariées il se forme aussi souvent, vis-à-vis de l'ouverture anormale, une concrétion osseuse et saillante qui peut comprimer le bulbe et l'arrêter.

Ebranlement des dents. — Deux espèces de causes peuvent donner lieu à cet accident : les unes sont extérieures, comme les coups, les chutes, l'accumulation du tartre, des pièces artificielles mal posées ; les autres sont internes, comme le vice rhumatismal, l'usage du mercure, les divers accidents qui atteignent les gencives, la pulpe dentaire. Le traitement doit aussi varier suivant ces différences.

Luxation et arrachement. — Nous entendons que ces deux accidents sont le résultat de violences extérieures. Dans le premier cas, la pulpe dentaire peut n'être pas brisée, et alors, en replaçant la dent dans son alvéole, elle peut reprendre sa solidité primitive et sa sensibilité. D'autres fois la pulpe est brisée, et alors la dent peut se consolider par le resserrement de l'alvéole; mais cette consolidation n'offre pas, à beaucoup près, les mêmes avantages.

Enfin la dent peut être complètement arrachée. Dans ce cas, on conseille bien de la replacer dans son alvéole, mais il ne faut pas beaucoup espérer de la voir s'y consolider.

Les maladies des gencives pouvant avoir une certaine influence sur les dents par suite de la connexion intime qui existe entre ces organes, il est, je pense, convenable d'en dire quelques mots.

Les gencives, dans l'état naturel, ne sont pas douées d'une grande sensibilité; elles reçoivent, sans en être altérées, le frottement continuel des substances alimentaires les plus dures. Elles sont cependant très-souvent malades, et alors elles acquièrent une excessive sensibilité. Elles peuvent être atteintes d'inflammation et consécutivement d'abcès : ces abcès ont reçu le nom de parulie. La suppuration est assez fréquemment occasionée par la carie d'une dent et par les douleurs qu'elle détermine.

Dans quelques cas, on voit survenir un état de suppuration habituel, le plus souvent au collet des incisives et des canines, qui ne doit pas être confondu avec la maladie précédente, ni avec le scorbut. Cette affection peut à la longue ronger les gencives et déraciner les dents.

Le scorbut ou pourriture des gencives est le plus souvent le symptôme d'un état général grave; cependant il peut être tout-à-fait local, et offrir néanmoins, dans ce dernier cas, une certaine gravité, eu égard à la conservation des dents.

Certains agents chimiques minéraux, comme le mercure, le plomb et leurs composés, ont une action fâcheuse sur les gencives, et partant sur le système dentaire. Il est donc important de surveiller la bouche des personnes qui préparent ces substances, et de ceux qui suivent un traitement qui a pour base ces moyens médicamenteux.

Elles deviennent quelquefois le siége de diverses sortes de tumeurs, connues sous le nom d'épulies ou épulis. Ces accidents ressortant du domaine de la chirurgie ordinaire, nous n'avons pas à nous en occuper ici, quoique nous puissions, dans quelques circonstances, donner de bons conseils.

Dans ce résumé, je crois avoir passé rapidement et succinctement en revue les différentes maladies auxquelles est exposé le système dentaire. Je n'ai pas eu, je le répète, la prétention de faire un traité complet de thérapeutique dentaire, mais j'ai cherché à donner à mes lecteurs une idée claire, positive, de tous les accidents morbides de la bouche; j'ai voulu les mettre en état d'apprécier les dangers qu'il faut éviter, les avantages qu'on devra retirer de soins intelligents, et les convaincre qu'il n'est jamais prudent de confier sa bouche au premier industriel venu qui ignore ces principes de médecine.

CHAPITRE SIXIÈME.

Hygiène de la bouche et des dents en particulier.

> Celui qui n'a pas soin de ses dents,
> trahit par cette seule négligence des
> sentiments ignobles.
> LAVATER,
> *Essais sur la Physiognomonie.*

Les dents, plus que toute autre partie du corps, réclament des soins hygiéniques spéciaux : leur importance
dans l'ordre physiologique, leur valeur au point de vue
des rapports sociaux, doivent en faire sentir la nécessité.
Personne n'ignore, en effet, que la digestion des aliments bien mâchés s'opère avec beaucoup plus de facilité que lorsque la mastication a été incomplète; que
l'absence des incisives imprime une intonation désagréable à la voix de l'orateur, du chanteur; que les
personnes atteintes de caries dentaires exhalent une
odeur fétide de l'haleine qui les rend insupportables
dans la conversation; qu'enfin la blancheur des dents
de l'une et de l'autre mâchoire constitue bien cet
ornement gracieux dont l'œil est si agréablement flatté.

La bouche est elle grande, de belles dents dissimulent
l'excès de conformation, et le prestige d'une denture
parfaite fait regretter qu'elles soient cachées dans une
petite bouche. Si vous voyez rire cette femme dont la
bouche, très-fendue, laisse apercevoir trente-deux per-
les symétriquement rangées, vous ne ferez guère attention au diamètre transversal de la bouche ; votre attention sera attirée par la beauté de ses dents et par son
agréable sourire. Il est donc temps de détruire, s'il
existe encore de nos jours, le stupide préjugé qui semble ranger au nombre des futilités de la coquetterie les
soins journaliers de la dentition.

Un des éléments destructeurs des organes qui nous
occupent se forme incessamment dans la bouche, sous
l'apparence d'une matière molle, d'un blanc jaunâtre,
plus ou moins épaissie, pouvant acquérir, dans quelques
cas, la dureté de la pierre : cette matière a reçu le
nom de tartre. Mouton dit aussi avec raison, dans son
Essai d'Odontotechnie, page 26, que le *tartre* et la *carie*
sont les deux fléaux de la bouche qui donnent le plus
d'occupations aux dentistes.

Les auteurs ne sont pas parfaitement d'accord sur son
mode de production : les uns pensent que le tartre est
composé d'une myriade d'animalcules ; d'autres, qu'il
est fourni par un dépôt de la salive, qu'il est sécrété par
les gencives ; d'autres, avec M. Serres, ont cru trouver
autour des dents de petits organes glanduleux destinés à
cette sécrétion ; quelques-uns pensent qu'il n'est autre
chose que la matière limoneuse de la langue durcie : l'a-
nalise chimique semble confirmer cette manière de voir.
Enfin une dernière opinion, opinion mixte, consiste à en
placer la source dans la salive et les humeurs fournies
par la membrane muqueuse de l'intérieur de la bouche.

Le tartre se produit beaucoup plus abondamment la
nuit que le jour ; le travail de la mastication en entraîne

une partie, l'autre se loge dans l'interstice des dents. Sous l'influence de causes diverses, de la constitution, de maladies graves, cette sécrétion peut augmenter au point d'en accumuler une énorme quantité autour des dents. Je me rappelle avoir enlevé autrefois une masse de cette matière, grosse comme une petite noix, à une femme de trente ans environ, qui relevait d'une maladie longue et grave. Cette petite masse était déposée derrière les dents de devant, à la mâchoire inférieure; elle les avait complètement déchaussées, et elle avait corrodé profondément leur émail.

Il se dépose le plus communément sur les dents inférieures, à la face postérieure des incisives et des grosses molaires; il peut durcir beaucoup, enchâsser complètement les arcades dentaires, de manière à ne former qu'une seule pièce de toutes les dents. J'ai souvent observé ce fait chez les gens de la campagne. En se déposant autour du collet des dents, il peut envahir la couronne, refouler la gencive et produire son ulcération; il donne à la bouche un aspect dégoûtant, à l'haleine une odeur fétide; il peut aussi, dans quelques cas, nuire à la mastication.

« Je ne parlerai point, dit M. Lemaire dans son *Traité sur les Dents,* de la difformité du visage, de la fétidité de l'haleine, compagnes inséparables de ces sortes de calculs : ces considérations ne seraient d'aucun poids pour cette multitude d'individus qui méprisent tellement les agréments extérieurs qu'ils ne peuvent être conduits à prendre quelques soins de leur personne que par la crainte des douleurs qui peuvent être la suite de leur malpropreté. Je ne leur parlerai pas même de la perte de leurs dents. Combien n'existe-t-il pas d'hommes et même de femmes qui, plutôt que de les soigner, consentiraient à en faire le sacrifice, s'il pouvait se faire sans douleur physique ! »

Il sera donc essentiel, si on tient à conserver ses dents, a avoir la bouche propre, d'enlever chaque jour cette matière. Des précautions simples et journalières suffisent généralement ; mais, si on néglige ces petits soins, le tartre se durcit, et alors on ne peut l'enlever qu'au moyen d'instruments. Cette petite opération, quoique simple, demande une grande dextérité pour que les gencives ne soient pas endommagées ; il est donc prudent de s'adresser à un dentiste adroit, qui, d'une main légère et sûre, enlèvera la concrétion.

On admet généralement que les dents de la première dentition ne réclament pas des soins hygiéniques, et qu'il ne faut guère s'occuper des dents qu'à l'âge de dix ans. Je ne suis nullement de cet avis. Il faut au contraire, et je le recommande aux mères de famille, ne pas négliger de montrer la bouche des enfants aussitôt après l'apparition de la deuxième dentition. De huit à douze ans, il serait convenable de faire quatre à cinq visites par an à son dentiste, et il fera bien alors de contraindre les enfants à contracter des habitudes de propreté. Il suffit, à cet âge, de faire usage d'eau pure, tiède, l'hiver ; à la température ambiante, l'été. Il est utile d'employer une petite brosse pour enlever la mucosité qui s'est déposée sur les dents pendant la nuit.

L'eau pure suffit jusqu'à l'âge de quinze ans, à moins qu'on n'ait à sa disposition que de l'eau de puits, ou que l'enfant, par suite de troubles des voies digestives, respiratoires, n'ait une haleine forte ; il est important, dans ces cas, d'enlever la crudité de l'eau au moyen de quelques gouttes d'un élixir aromatisé (1). Si les dents sont un peu

---

(1) Je ne dirai que deux mots sur les dentifrices que je fais employer et que j'emploie moi-même depuis vingt ans. Ils sont assez connus par

tachées de rouille, on fera usage, une ou deux fois par semaine, d'une poudre chlorurée, qu'on promènera sur les dents au moyen d'une brosse.

A l'âge de la puberté, la sécrétion du tartre augmentant, les soins de la bouche deviennent plus impérieux. On devra, tous les matins, enlever les matières accumulées dans la bouche pendant la nuit, en procédant de la manière suivante : se laver, tous les matins, la bouche avec de l'eau légèrement aromatisée, afin d'enlever la partie la plus liquide des sécrétions ; puis, avec une brosse plus ou moins dure, suivant la sensibilité des gencives, imprégnée d'une bonne poudre dentifrice, frotter vivement les dents dans tous les sens, surtout verticalement ; cette opération achevée, se gargariser de nouveau avec la liqueur indiquée, pour enlever la poudre qui reste dans l'interstice des dents.

Il ne faut jamais remplacer la brosse par une éponge ou par un linge : l'un agace les dents, l'autre refoule le tartre de la surface dans les interstices des dents, et le durcit par le frottement. Il a été reconnu, il y a longtemps, que la brosse était préférable ; aussi son usage est-il général.

Je prépare depuis vingt ans un élixir et une poudre dentifrice que je ne saurais trop recommander à mes

---

ma nombreuse clientèle pour qu'il me soit utile de les recommander de nouveau pour les soins hygiéniques de la bouche.

Dans les affections générales des gencives, leur usage est des plus favorables ; ils raffermissent les dents ébranlées lorsque les parties ont perdu leur tonicité, et sont aussi un puissant moyen pour ralentir les progrès de la carie. L'élixir et la poudre dentifrice dont je parle ne contiennent aucun acide, ce qui permet de les employer tous les jours dans la toilette de la bouche sans craindre d'altérer les dents. Les parfums suaves qu'ils contiennent donnent à l'haleine une odeur des plus agréables.

clients. Ils m'ont constamment donné les meilleurs résultats. Si je les recommande, ce n'est pas, on peut en être
assuré, par esprit de spéculation ; mais, les préparant moi-
même, je puis assurer qu'il n'y entre que des substances
salutaires à la dentition, et je les regarde comme très-
hygiéniques.

Il faut se défier beaucoup de toutes les préparations
vendues pour les dents : malheureusement on est exposé
à en trouver un très-grand nombre fort nuisibles. Quelques personnes emploient le charbon en poudre ; je dois
leur dire qu'il offre quelques inconvénients : il s'incruste
dans le tissu des gencives, autour du collet des dents, et
il peut arriver qu'on ne puisse l'enlever qu'avec difficulté ;
s'il n'est pas très-finement porphyrisé, il peut attaquer
l'émail. Je reconnais cependant qu'il blanchit bien les
dents et qu'il jouit d'une propriété antiseptique sur les
gencives.

Il est indispensable, après chaque repas, d'enlever les
parcelles alimentaires qui se sont incrustées dans l'interstice des dents, au moyen d'un cure-dents en plume,
ou, comme on le fait en Amérique, en Angleterre, en Italie,
en Espagne, avec un bois flexible et serré. Les anciens
employaient comme cure-dents un fragment de bois de
lentisque qui parfumait la bouche. On doit faire agir le
cure-dents avec précaution, afin de ne pas blesser les gencives et déchausser les dents. Il ne faudra pas imiter les
personnes qui ont continuellement le cure-dents dans la
bouche : par cette habitude l'on peut trouer les dents.

Je regarde comme très-nuisible toute espèce de cure-
dents en métal, les aiguilles, les épingles : ces objets passent difficilement, à cause de leur forme ronde, dans les
interstices, et peuvent faire éclater l'émail si on les introduit avec force.

On a tenté, depuis quelques années, de faire pénétrer
en France l'usage excellent de servir, après le repas, des

bols pleins d'eau tiède, parfumée à la menthe, pour faire laver la bouche des convives. Je ne saurais trop recommander ce moyen hygiénique, qui offre de grands avantages à côté de quelques inconvénients de bienséance sociale. Cet usage, presque général dans quelques pays, est encore peu connu chez nous, et a donné bien fréquemment lieu à des méprises grotesques.

Il est indispensable, pour rendre ces soins spéciaux fructueux, de les allier avec un certain nombre de soins généraux que je vais indiquer.

On a reconnu, en général, qu'une nourriture entièrement composée de viandes était nuisible à la dentition; qu'elle portait dans tout l'organisme un degré d'excitation qui avait un retentissement fâcheux sur les dents. En saine physiologie, il est recommandé d'entre-mêler la nourriture animale d'aliments végétaux.

L'abus des fruits verts, des acides, est essentiellement nuisible aux dents; il en est de même des liqueurs alcoholiques, qui agissent en portant une trop vive excitation sur les gencives.

Ce n'est pas sans raison qu'on dit aux enfants de ne pas manger de sucre, qu'il fait tomber les dents; et l'avis des personnes qui disent qu'il ne fait mal qu'à la bourse me paraît erroné. Il est hors de doute pour moi et pour tous les physiologistes que, pris en grande quantité, il est fort nuisible aux dents; il agit sur elles à la manière des acides, en agaçant les dents d'abord, et en les décomposant à la longue : je n'en veux pour preuve que ce qui arrive chez les confiseurs, qui, obligés de goûter souvent leurs produits, ont presque tous de mauvaises dents.

Dès la plus haute antiquité on a constaté l'action délétère des eaux de puits sur les dents humaines. Pline assure que les soldats de Germanicus perdirent toutes les leurs après avoir bu pendant deux ans de la même eau. J'ai remarqué, avec la plupart des auteurs, que les personnes qui fréquentent les eaux minérales en reviennent très-souvent avec les dents cariées. Les eaux qui contiennent des acides en dissolution ou en suspension possèdent surtout ce fâcheux inconvénient.

Il faut bien se garder de casser ou de couper avec les dents des corps durs, comme des os, des noyaux, etc. Je vois toujours avec peine certaines personnes briser avec leurs dents du verre, de la porcelaine, etc., tordre des pièces de monnaie, soulever des poids considérables. Ces tours de force sont généralement des fanfaronnades et produisent, presque sans exception, des accidents graves. Les dames, par la même raison, feront très-bien de ne jamais couper leur fil avec leurs dents, lorsqu'elles travaillent : elles s'exposent à les casser, les fêler ou les ébranler. J'ai eu déjà plusieurs fois occasion de replacer des dents à des jeunes personnes qui les avaient brisées de la sorte. La première personne qui s'est adressée à moi pour se faire réparer un accident de cette nature avait brisé une de ses dents en coupant de la laine de tapisserie.

On devra également éviter avec soin les transitions brusques de température ; de boire froid après avoir mangé ou bu un aliment très-chaud. La chaleur excessive et le froid rigoureux, agissant habituellement sur les dents, leur sont aussi très-nuisibles : les habitants du Nord, qui font un usage fréquent de café et de thé très-chauds, les conservent rarement jusqu'à un âge avancé. L'habitude de boire de l'eau très-froide après du chocolat très-chaud produit les mêmes résultats chez les Espagnols. L'usage journalier des boissons ou des aliments glacés n'est pas moins pernicieux en Limousin, où on mange beaucoup de potage et où on met scrupuleusement en pratique le vieil adage qui dit : Prendre un verre de vin après la soupe, c'est mettre un écu de moins dans la poche du médecin, on devrait bien ne pas oublier aussi cet autre proverbe : C'est en mettre six dans la poche de son dentiste.

D'après les mêmes lois physiques, on observe fréquemment des caries dentaires chez les fumeurs, qui ont généralement l'habitude de boire froid après s'être fortement échauffé la bouche avec la fumée du tabac. Cette substance narcotico-âcre communique à la salive (1) une âcreté piquante; ce qui me fait recommander aux fumeurs de se laver souvent la bouche avec de l'eau légèrement aromatisée, parce que cette âcreté a une action irritante qui peut produire l'inflammation des gencives. Du reste, ces ablutions répétées, en enlevant les principes âcres du tabac, purifient l'haleine. Je leur recommande aussi de ne pas fumer avec des pipes en terre, ou du moins d'en garnir l'extrémité avec un corps mou. Le cigarre, qui est de la feuille de tabac choisie, n'a pas le même inconvénient que la pipe, par le fait de la volatilisation des principes délétères qui s'échappent en brûlant à l'air libre.

Je ne dois pas oublier de noter l'influence de l'air et des vêtements : il faut se défendre également d'une chaleur très-forte et d'un grand froid, mais surtout éviter le passage brusque de l'une à l'autre. Dans ces circonstances, les dents peuvent s'altérer de deux manières, directement ou secondairement : directement, par la vive stimulation que le froid fait éprouver aux vaisseaux et aux nerfs que

---

(1) M. Donné dit dans son savant Mémoire sur la propriété de la salive : « Le tabac communique, il est vrai, à la salive une âcreté fort piquante et fort désagréable pour ceux qui n'y sont pas accoutumés ; mais elle ne lui donne aucune acidité, ainsi que je m'en suis assuré ; et, par conséquent, sous le point de vue qui nous intéresse ici, on ne peut pas dire que l'action de fumer altère la salive, puisque cette humeur n'en conserve pas moins son caractère alcalin, et n'est pas moins propre à neutraliser les acides gastriques, etc. » (*Histoire physiologique et pathologique de la salive.*)

contient la membrane située dans le canal dentaire ; secondairement, par la suppression brusque de la transpiration, qui reflue sur les dents et sur la membrane muqueuse de la bouche. Il survient, dans ce cas, des gonflements inflammatoires de la figure, des fluxions.

C'est ainsi qu'à la suite des bals on peut voir survenir des accidents de cette nature, indépendamment de beaucoup d'autres plus graves. Aussi je serais tenté de dire, avec Desessarts, aux jeunes personnes qui aiment tant les plaisirs, de ne jamais effacer de leur mémoire cette jeune personne qui, brillante de toutes les grâces, de la force, de la jeunesse, jouissant, à six heures du soir, de la plus belle santé, était entraînée, sous le costume de la presque nudité, dans ces fêtes que l'on pourrait avec raison comparer aux saturnales des Romains, et rentrait à onze heures, saisie de froid, la gorge sèche, la poitrine oppressée, déchirée par une toux violente et perdant bientôt la raison ; en proie au feu dévorant de la fièvre, ne recevant de notre art, qu'elle implore, de légers soulagements que pour expier dans les longues souffrances de la phthisie, dans une fin prématurée, la crainte de paraître ridicule.

La crainte salutaire que pourra leur inspirer ce sombre tableau profitera à leur santé et à leurs dents en particulier ; elles seront plus soigneuses à éviter la transition brusque qu'elles éprouvent en sortant bouillantes d'un appartement très-chaud pour aller au-dehors. Elles peuvent, du reste, être convaincues qu'en se rendant au bal plus chaudement vêtues, moins nues, elles n'en seront pas moins belles, et elles jouiront d'une meilleure santé.

N'éprouve-t-on pas aussi un serrement de cœur en voyant, par les temps les plus rigoureux, surtout dans le Limousin, si froid, si humide, ces pauvres petits enfants, victimes de la mode, à peine couverts, les jambes nues, les bras nus, sortir de leurs maisons bien chauffées, pour montrer leur accoutrement ridicule dans les rues, sur les places publiques?

Je proscris encore l'habitude qu'ont certaines personnes de se laver, le matin, en sortant du lit, la tête dans l'eau froide ou sous le robinet d'une fontaine : il ne peut, je crois, en résulter que des névralgies et des fluxions. Suivons le vieux précepte de nos pères, qui ne se portaient pas plus mal que nous : se laver souvent les mains, rarement les pieds et jamais la tête (1).

Les lieux bas et humides, voisins des lacs, des marais, les ateliers insalubres, ne nuisent pas moins à la conservation des dents.

Les fards, les pommades, les eaux destinées à blanchir la peau, à noircir la barbe, les cheveux, contiennent assez souvent des substances minérales qui agissent d'une manière fâcheuse. Il faut, autant que possible, dans les circonstances qui nécessitent l'emploi de ces compositions, faire usage de préparations végétales.

Je proscris sévèrement toutes les poudres, opiats, eaux dont on ne connaîtra pas la formule. Celles que vendent les empiriques sont généralement acides et ne procurent aux dents une blancheur éclatante qu'aux dépens de leur durée. Tenons-nous donc toujours en défiance contre les charlatans et leurs remèdes; ne nous laissons pas

(1) Les femmes, qui, par leur extrême impressionnabilité, ont le triste avantage d'être plus exposées que nous aux influences atmosphériques, doivent, si elles veulent conserver ces organes si précieux à la vie, à la beauté, prendre les plus grandes précautions : par exemple, celles de ne jamais quitter brusquement les vêtements chauds pour en prendre de légers, de ne pas s'exposer aussi la tête nue au serein des soirées d'été, après une journée chaude, pas plus que de porter de la chaussure trop mince pour aller à la pluie ou à l'humidité. Toutes ces précautions doivent être prises si elles veulent se soustraire aux odontalgies, aux migraines.

éblouir par les pompeuses annonces des journaux : ce sont des leurres qu'il faut payer fort cher, et qui sont souvent dangereux. A ce propos, je puis citer un fait qui s'est passé, presque sous mes yeux, dans la Corrèze :

J'avais été appelé dans une pension pour visiter la bouche des élèves. Je remarquai que beaucoup d'entre eux avaient de mauvaises dents. Je demandai si on en connaissait les motifs ; il me fut dit qu'un arracheur de dents, de passage dans cette ville, avait nettoyé les dents de plusieurs élèves avec une eau *merveilleuse* qui les avait rendues presque instantanément très-blanches, mais que, quelque temps après l'opération, elles étaient devenues ternes et s'étaient cariées. Jugez de ma stupéfaction lorsque j'appris qu'on s'était assuré qu'il avait eu l'effronterie d'employer de l'acide nitrique étendu d'eau. Plusieurs de ces petits malheureux ont souffert pendant très-longtemps (1).

Si les acides ont une action prompte et délétère sur les dents, certains alcalis sont dans le même cas : ainsi M. Jacques Arago raconte, dans son Voyage autour du monde, que les Malais chiquent sans cesse du bétel et du tabac sur lesquels ils jettent de la chaux vive ; aussi ont-ils des dents et des gencives horribles. « J'ai remarqué,

---

(1) Il se rencontre encore dans le monde des personnes qui veulent à tout prix avoir les dents blanches ; aussi, lorsqu'elles ont le malheur de tomber entre les mains de ces ennemis de l'humanité, elles en sont toujours victimes ; car vouloir les dents plus blanches qu'elles ne le sont réellement par leur texture est une jouissance éphémère qui, par la suite, a de funestes résultats. D'après cet exposé, la méfiance que l'on a pour certains dentistes, comme on en voit tant aujourd'hui, me fait dire avec mon savant confrère, le docteur Oudet, que cette méfiance est bien justifiée par le charlatanisme de ces gens dont Paris et la province pullulent.

dit-il, que le peu de personnes qui n'en faisaient pas usage avaient des dents très-blanches et la bouche assez jolie. Les femmes mêmes ont la détestable habitude de chiquer, et les petites-maîtresses les plus courtisées sont celles dont la lèvre supérieure se relève le plus par la présence d'un énorme peloton de tabac assaisonné de chaux. »

Le mercure, nous l'avons déjà dit, a une action funeste sur les dents; aussi n'est-il pas rare d'observer des gencives malades et des dents vacillantes lorsqu'on a été obligé d'avoir recours, pendant long-temps, à ce métal ou à ses composés. Il est important, lorsqu'on a été forcé d'employer de pareils moyens, de faire visiter sa bouche à un chirurgien-dentiste.

Il existe, dans la campagne et dans la classe ouvrière, une habitude funeste pour les dents, que je dois signaler : c'est celle de mettre en usage l'*encens*, qu'on se procure facilement chez les sacristains, pour calmer les douleurs violentes occasionées par la carie. On n'obtient ce résultat qu'en produisant la perte absolue de la dent cariée et des dents voisines.

Dans les cas d'odontalgie, il faut, en général, être très-sobre de tous les moyens calmants qui sont préconisés : la créosote, le paraguay, le camphre, etc. Ces substances ne donnent malheureusement un peu de calme qu'en agissant d'une manière fâcheuse sur la dent malade et sur ses voisines.

On remarque généralement qu'à Paris, dans la classe riche, les dents sont meilleures, mieux rangées que dans nos provinces. Cela tient à ce qu'aujourd'hui on fait entrer dans les habitudes, dans l'éducation, les soins hygiéniques; on n'attend pas, pour aller visiter le dentiste, que les dents soient douloureuses et cariées. Dans tous les établissements d'éducation, un dentiste est chargé de visiter, chaque mois, la bouche des élèves, et de donner les soins que peuvent exiger les accidents survenus depuis la dernière visite. En province, on comprend mal ce point si important de l'hygiène; on croit trop généralement que les soins journaliers de la dentition sont des objets de luxe; on n'est pas assez imbu de l'idée que, pour conserver ses dents, il faut autant de précautions que pour conserver sa santé. On est trop disposé à dire à celui qui fait ces observations : Mais les gens de campagne ont de belles dents, et ils ne les nettoient pas. Ce fait n'est pas très-exact, car les paysans ont généralement de fort mauvaises dents (1).

Je dois signaler aussi, comme un préjugé fâcheux, la défense absolue aux femmes enceintes de se faire soigner la bouche, enlever les dents cariées douloureuses : la douleur occasionée par l'extraction d'une dent n'est véritablement à redouter que chez les personnes *pusillanimes et très-nerveuses*. Dans cette position, elles devraient, au contraire, redoubler de soins pour leurs dents, car les vomissements, les éructations acides venant de l'estomac,

---

(1) Quoique généralement les dents soient fort mauvaises dans nos pays, il m'a été impossible de faire comprendre l'utilité des soins hygiéniques à donner à la bouche des enfants qui sont dans les établissements d'instruction : aussi, il faut l'avouer, il n'y a que le lycée et deux ou trois pensions religieuses qui aient compris ce besoin; pas une pension de jeunes demoiselles n'a de chirurgien-dentiste par abonnement.— Il résulte de cette insouciance, dont je blâme particulièrement les parents, qu'il y a plus des deux tiers de leurs enfants qui perdent leurs dents faute de soins; et pourtant, par quelques simples précautions, on leur eût épargné de grandes souffrances, et souvent aussi de grands chagrins pour l'avenir.

M. Cruveilhier, notre savant compatriote, dit avec vérité, dans son *Essais sur la Topographie du Limousin*, que notre département peut être considéré comme le type des pays froids et humides, et que, par suite, un très-petit nombre d'enfants conservent les dents saines. Je crois inutile d'insister davantage sur ce sujet pour faire comprendre les fâcheuses conséquences qu'il résulte de l'absence des soins hygiéniques.

qui s'observent fréquemment dans les grossesses , peuvent altérer les plus belles dents. J'entends parfois mes clientes dire qu'elles ont perdu leurs dents pendant ou après leur grossesse (1).

Tels sont les préceptes spéciaux et généraux que je crois les plus nécessaires pour maintenir les dents dans un bon état de conservation, et je terminerai en disant avec l'excellente thèse du docteur Leclerc, de Brives : « Surveillez vos dents ; que cette surveillance soit quotidienne, minutieuse ; elle vous évitera d'intolérables douleurs, en prévenant quelquefois, par un simple coup de lime, la carie d'une dent trop près d'une autre déjà gâtée. Elle conserve à notre physionomie tous ses avantages ; elle donne à notre élocution toute sa pureté , toute sa force, toute sa clarté ; elle nous entretient dans un bon état de santé en facilitant nos digestions ; elle évite à notre interlocuteur, dans nos rapports sociaux , le supplice d'une haleine fétide. »

---

(2) Les personnes qui tiennent à conserver leurs dents auront un petit miroir à bouche , et feront elles-mêmes une inspection au moins tous les mois, pour s'assurer s'il y en a quelques-unes qui s'altèrent , et , avec le cure-dents, pourront facilement se rendre compte de leur état ; et , en cas de carie, elles auront promptement recours à leur dentiste pour la faire soigner.

CHAPITRE SEPTIÈME.

Aux mères de famille.

—◦──◦⦿◦──◦—

Dans ce petit ouvrage dédié à mes clients, et qui a pour but de faire comprendre l'utilité de l'application de l'hygiène dentaire, j'ai dû consacrer un chapitre entier à exposer aux mères de famille le besoin qu'en ont leurs enfants dans les premières années de la vie (1). Il est de mon devoir aussi, voulant être utile à mes concitoyens, de faire mes efforts pour que, par suite de l'insouciance et de l'imprévoyance qui règnent depuis long-temps dans nos pays, pour ce qui est des soins de la bouche des enfants et des jeunes personnes, dans les pensions surtout, ne soit plus regardé comme simple objet de luxe. Pour en faire ressortir toute

---

(1) Il y a dix ans que je publiai une petite notice sur l'hygiène de la bouche, où j'exposais le besoin qu'avaient les enfants d'avoir leurs dents soignées. Ma proposition pour un abonnement n'obtint aucun résultat; l'insouciance resta la même.

la nécessité, je ne puis mieux faire que de mettre sous les yeux des plus incrédules ce que mon professeur a dit à ce sujet : « C'est à l'âge où les jeunes personnes devraient rester sous la surveillance maternelle pour tout ce qui tient aux soins physiques, qu'on est forcé de les placer, pour leur instruction (chose très-bonne sans doute), dans des pensions souvent éloignées. Il serait injuste de ne pas convenir que plusieurs de ces utiles institutions sont, en grande partie, dirigées par des femmes bien nées, d'un mérite distingué, qui, joignant avec art l'utile et l'agréable, prennent alternativement, pour l'éducation physique de leurs élèves, des soins aussi touchants, aussi assidus que pour leur instruction morale. Ces femmes respectables, dignes de l'estime et de la vénération publiques, sentent combien il est important que ces deux objets essentiels marchent ensemble, occupent leur attention journalière, et qu'il y va de leur intérêt et de leur honneur d'avoir aussi soin de cultiver le corps que l'esprit des enfants, dont elles doivent se regarder comme de secondes mères. Mais, malheureusement, un grand nombre ne répond point aux vœux des pères et des mères de famille, qui, trop souvent, sont trompés par les promesses d'un grand prospectus ; aussi n'est-il pas rare de voir des demoiselles de quatorze ou seize ans, ayant des têtes dignes du pinceau de Raphaël, avoir des dents qui font peur.

» J'engage donc une mère, en abandonnant sa fille à des soins étrangers, à s'informer s'il y a un dentiste attaché à la maison où elle doit être élevée. Un des premiers soins d'une institutrice intelligente, et jalouse de mériter de plus en plus la confiance des parents qui lui donnent la préférence, doit donc être aussi de faire un choix d'un dentiste éclairé, et non d'un *barbare ignorant,* comme on en compte beaucoup au-dehors, et même dans la capitale, qu'on se procure souvent à vil prix, et qu'on peut appeler un véritable *arracheur de dents,* parce que effectivement

il arrache et ne sait pas conserver, ce qui doit faire redouter ses opérations hasardées, brusques, irréfléchies et,
qui plus est, cruelles.

» La maîtresse de pension fera choix d'un bon chirurgien-
dentiste, qui visitera toutes les bouches des élèves deux
fois par mois, parce qu'un enfant qui arrive à l'époque
des secondes dents, et dont la bouche est négligée, se
trouve exposé tout-à-coup à une foule de maux imprévus,
qui s'altèrent insensiblement, affaiblissent et finissent par
détruire sa constitution, ce qui le condamne à traîner une
vie languissante et à dépérir à vue d'œil. La preuve de ce
que j'avance, c'est qu'il est rare qu'un enfant perde ses
dents de lait sans qu'elles soient presque toujours cariées.
Il ressent de la douleur dans un des côtés de la bouche;
alors il cesse d'y porter des aliments, parce que leur
pression, le chaud ou le froid lui causent de violentes
douleurs. Il n'ose pas se plaindre, dans la crainte qu'on
lui ôte une dent; alors le tartre s'empare de toutes à la
fois. Le contact de celle qui est cariée avec celle qui ne l'est
pas est la cause que, en quelques mois, trois ou quatre
dents sont entièrement perdues. Les ulcères, les aphthes,
surviennent; la bouche est tout enflammée; l'enfant est
attaqué d'une forte fièvre; il ne consent à prendre que des
liquides; ils lui sont insupportables. On appelle un médecin, et, suivant l'usage, il prend le pouls, qu'il trouve
agité; il regarde la langue, qui est alors saburrale, les
bords très-rouges. Il ne peut douter, d'après ces symptômes, que c'est un embarras gastrique; il fait vomir et purge
le malheureux enfant, qui a déjà l'estomac délabré. Après
de telles secousses, fruits de l'imprévoyance ou de la négligence, comment ne verrait-on pas une foule d'êtres malin-
gres, mélancoliques, n'osant rien manger dans la crainte
d'avoir une indigestion, qui sont à charge à eux-mêmes et
aux autres, indifférents sur tout, repoussant ce qu'on leur
offre, ne pouvant écarter d'eux le sombre chagrin, le dégoût

et l'ennui qui les entourent, et qui finissent tristement sans
avoir compté un instant de bonheur et de jouissance ? Qu'on
ne m'accuse pas d'exagération si j'affirme et si je soutiens
que c'est au peu de soin qu'on a de la bouche des enfants, -
ou à l'impéritie des hommes appelés à les traiter, à les guérir, que sont dues tant de constitutions frêles et débiles.

» Tonner contre des abus aussi criants, c'est coopérer
à extirper un vice qui pèse sur la plus intéressante portion des générations naissantes ; c'est éclairer les bien
intentionnés de tous les pays ; c'est servir utilement le
sien ; c'est rendre service aux familles qui font des sacrifice en pure perte, souvent au-dessus de leurs facultés, et
même aux plus distinguées, soumises encore à une foule
de préjugés vulgaires et dangereux , dont elles semblent
refuser de s'affranchir ; c'est leur faire ouvrir les yeux sur
une partie trop négligée et intimement liée à la santé, à
la conservation des tendres objets de leur affection ; c'est,
enfin, les convaincre de la nécessité d'user d'une prévoyance
que commandent à la fois la nature, l'humanité, le devoir
et la morale. »

De 15 à 16 ans est bien l'époque où les jeunes personnes quittent les pensions pour revenir dans leurs familles,
près de leurs parents, qui sont heureux alors de les présenter dans le monde. C'est, arrivée à cet âge heureux de la
vie, qu'une jeune personne attire sur elle toute l'attention
et tous les regards. Elle est belle, et l'on éprouve, en la
voyant, cette émotion que ne manquent jamais de produire
la jeunesse et la beauté réunies ; mais elle ouvre la bouche, et l'émotion cesse, le charme a disparu !... Parmi
tous ses attraits, il en manque un, et c'est justement celui-
là qu'on eût pu lui donner presque en dépit de la nature.
Ses dents sont mal disposées, couvertes de tartre, d'une
vilaine couleur ; quelques-unes sont cariées , d'autres
manquent ; l'haleine a perdu sa fraîcheur, le timbre de
sa voix est altéré, le sourire a perdu sa franchise, et les

lèvres, au lieu de s'épanouir, se brident et grimacent pour cacher les parties qu'elles ne devraient jamais craindre de montrer au grand jour!... Oh! croyez-vous que cette jeune personne ne souffre pas et soit sans éprouver un regret amer de sa négligence passée?... Et croyez-vous encore qu'en venant vous rappeler l'importance des soins que réclame la bouche, nous ne fassions que prononcer devant vous des paroles futiles (1), et que ce que dit Mouton, dentiste distingué, ne soit pas vrai! « On sait combien la perte ou le mauvais état des dents peut quelquefois nuire à la fortune. Que d'établissements manqués par cette disgrâce! On voit des personnes qui passent sur quantité d'autres défauts, dans le choix de leurs domestiques et de tous ceux qui les approchent, extrêmement difficiles sur cet article, par le dégoût qu'on a naturellement d'une bouche en désordre, et la prévention où l'on est qu'elle indique d'autres infirmités. »

» Il est triste, dit M. Lemaire, mais il n'est pas ridicule d'avoir des dents mal rangées, parce qu'il est beaucoup de jeunes personnes dont les parents, cruellement sensibles, ont été effarouchés d'une opération de quelques minutes, et ont préféré laisser à de malheureux enfants, victimes de leur lâche résistance, des dents entassées les unes sur les autres, que de voir souffrir une douleur d'un instant. D'autres, plus répréhensibles, y mettent une indifférence dont il n'est plus temps qu'ils se repentent, lorsque tout le monde les accuse et les blâme d'être les auteurs d'un mal sans remède. Combien n'ai-je pas en-

---

(1) J'ai observé, depuis long-temps, qu'il y avait fort peu de jeunes personnes qui, en sortant de pension, n'eussent pas besoin de grandes réparations à leurs dents; un grand nombre sont obligées d'en faire remplacer plusieurs.

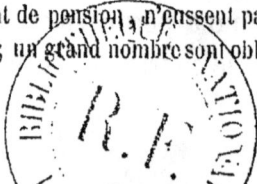

7

tendu de jeunes personnes, qui venaient me consulter sur l'état de leur bouche , dire à leur mère : Ta tendresse m'a été plus funeste que profitable ! Oh ! combien doit être douloureux un pareil reproche ! combien ne doit-il pas occasioner de regrets amers à celles qui se le sont attiré par faiblesse ou par insouciance, quand elles auraient pu se l'épargner par une ferme résolution d'un moment !

» Mais, en excusant celles qui peuvent rejeter sur leurs parents le tort d'avoir les dents mal rangées, nous finirons par dire qu'il est honteux, impardonnable, d'avoir les dents chargées de tartre ou de limon qu'on prendrait pour un enduit d'oxide de fer ou de cuivre , et qui exhale une odeur cadavéreuse dont l'odorat le moins susceptible se sent affecté.

» Il est peu de personnes qui ne sachent très-bien quand elles ont les dents fort sales ; aussi les voit-on se pincer les lèvres en parlant, comme si elles craignaient d'avoir justement à rougir de les montrer , et d'être taxées d'une malpropreté révoltante. Mais quand elles s'avisent de desserrer le *bec*, tous les nez se reculent; et, si l'on est forcé de ne pas s'éloigner d'elles, c'est qu'une espèce de pudeur retient dans cette position gênante, et qu'on n'ose pas avancer tout haut que mettre ainsi les gens à la torture, c'est ne pas plus les respecter que soi-même. »

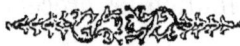

CHAPITRE HUITIÈME.

Odontotechnie ou art du Dentiste et thérapeutique des maladies
des dents.

—o—◦◈◊◈◦—o—

Les opérations qui s'exécutent sur les dents, a dit M. Oudet, ont presque toujours formé une branche distincte et séparée de l'art de guérir. L'exercice de cette spécialité nécessite, de la part des médecins, des connaissances et une étude particulières. Il doit être doué d'une grande adresse et posséder un goût naturel pour les travaux mécaniques. Il est obligé, soit pour corriger certaines irrégularités de la denture, soit pour confectionner des pièces artificielles destinées à la perte des dents, de mettre à contribution les procédés employés dans divers arts.

Cette spécialité n'a que trop souffert de l'ignorance des personnes qui l'ont pratiquée. Dépourvues, la plupart, de toute instruction première, et entièrement étrangères à la médecine, tout leur savoir s'est long-temps borné au manuel de certaines opérations et au débit de préparations pharmaceutiques, propres à donner aux dents un éclat qu'elles n'acquéraient le plus souvent qu'aux dépens de leur conservation. Une telle pratique, si peu favorable à la considération de l'art, devait naturellement en éloigner les médecins qui auraient pu l'exercer avec distinction, et porter, par suite, une influence fâcheuse sur les progrès de la science. Jusqu'à présent, les tribunaux, oubliant cette que partie de l'art de guérir réclame des connaissances médicales et anatomiques, ont semblé encourager les empiriques, en n'exigeant des dentistes aucune garantie universitaire. Il en résulte qu'aujourd'hui encore que cette branche de la médecine est livrée au charlatanisme le plus effronté (1).

Comme toutes les autres parties du corps humain, les dents réclament diverses opérations particulières, qui consistent :

1° A favoriser leur sortie ;

2° A leur donner une bonne direction (orthopédie) ;

3° A les maintenir dans un état de propreté convenable;

4° A les limer ;

5° A les plomber;

6° A les cautériser;

7° A en faire l'extraction ;

8° A les remplacer lorsqu'elles ont été détruites (prothèse dentaire).

---

(1) Espérons que l'administration, dans l'intérêt de la société, sentira la nécessité de réprimer les abus qu'a fait naître l'arrêt de la Cour de Cassation, et qu'à l'avenir les dentistes à volonté, exerçant sans diplomes, seront interdits.

Incisions de la gencive pour favoriser la sortie des dents.

Les dents de la première dentition font quelquefois très-difficilement irruption au-dehors, et on est obligé d'avoir recours à l'instrument tranchant pour leur ouvrir un passage. Il ne faut cependant avoir recours à cette petite opération que si la résistance des gencives a déterminé des douleurs vives, des convulsions. On peut, dans ces circonstances, essayer l'emploi du sirop de dentition de Delabarre avant d'en arriver aux moyens chirurgicaux. Cette incision doit être profonde si on veut obtenir un débridement complet. Simple pour les incisives et les canines, elle doit être cruciale pour les molaires.

L'intervention de l'art est assez souvent nécessaire pour favoriser la sortie des dents de la seconde dentition; c'est surtout la dernière molaire, dite dent de sagesse, qui semble quelquefois arrêtée à la mâchoire inférieure par un bourrelet épais de la gencive. Si on ne pratique pas alors une bonne incision, on voit survenir une ulcération de la muqueuse et un travail inflammatoire qui détermine des douleurs intolérables qui s'étendent à l'oreille, aux glandes salivaires, au cou et à toutes les dents de la mâchoire du côté malade. L'incision, dans ce cas, devra être profonde et en forme de V, à sommet antérieur.

Orthopédie dentaire ou redressement des dents.

Les dents de la première dentition sont généralement assez régulièrement disposées. Il n'en est pas toujours ainsi de celles de la deuxième. Si les arcades dentaires sont bien développées, si les dents de lait sont larges, espacées, il est probable que l'arrangement des dents de remplacement aura lieu sans difficulté; mais si ces arcades sont étroites, si les dents de lait sont petites, serrées, il est à craindre que la sortie des autres ne s'effectue pas avec symétrie.

Règle générale. — Il ne faut pratiquer qu'avec beaucoup de réserve l'extraction des dents de lait pour favoriser la sortie de celles qui doivent leur succéder. Je partage, en ce point, l'avis de tous les médecins modernes, et je répéterai avec Hydson, chirurgien-dentiste anglais : « Que l'usage d'extraire les dents des enfants avant qu'elles soient vacillantes est très-erroné. Le but que l'on se propose, qui est de faire la plus grande place possible aux dents de la seconde série, est manqué par ces opérations ; les soins des parents suffisent pour prévenir beaucoup de désordres. »

Il est, en effet, évident qu'après l'arrachement l'alvéole se comble, et le cercle alvéolaire doit se rétrécir ; de plus, le resserrement de l'alvéole constitue une véritable cicatrice qui rend la sortie plus difficile. Il est cependant des cas dans lesquels il devient nécessaire de faire le sacrifice d'une ou de plusieurs dents. Ainsi, dans la persistance des dents de lait et la sortie vicieuse des autres, il serait déplacé de temporiser, et même, en différant trop, on exposerait l'enfant à des vices de denture, difformité plus facile à prévenir qu'à corriger.

Nous avons déjà indiqué sous quelles formes différentes pouvaient s'opérer les difformités du système dentaire ; il est nécessaire d'y revenir ici en quelques mots.

Les dents peuvent se dévier elles-mêmes, ou bien subir une déviation provenant d'une difformité de l'os maxillaire.

Les déviations propres s'opèrent suivant la direction, et reçoivent alors le nom d'obliquité. Elles se font en avant, ou en arrière, ou sur les côtés.

Suivant leur conformation, les dents peuvent offrir une

augmentation dans leur largeur, leur longueur, ou une diminution de ces diamètres. Elles peuvent enfin s'implanter en dehors ou en dedans du cercle alvéolaire.

Pour remédier à ces vices de conformation, les moyens sont en grand nombre. Il suffit quelquefois d'une simple ligature dirigée avec intelligence sur la dent qui doit être ramenée à la place qu'elle doit occuper, comme aussi l'action de ce fil est impuissante dans des conditions absolument semblables, ce qui oblige le dentiste à combiner un appareil dont l'action et la puissance suffisent pour ramener la dent déviée.

Dans le cas où une ou plusieurs dents offrent une longueur gênante, l'on doit en opérer la section au moyen de la lime, et jamais avec la pince, comme Maury l'indique, afin d'éviter la fêlure de l'émail et la douleur qu'occasione la section brusque faite par la pince.

Dans les cas de vice de conformation des os maxillaires, on combine un système d'appareils métalliques d'une autre forme et d'une autre action que les moyens ordinaires. Ces déviations, nous l'avons déjà indiqué, se font en avant, et reçoivent les noms de proéminence; en arrière, de rétroïtion; et enfin d'inversion, si elles produisent le menton en galoche. Ces appareils sont en or ou en platine, et connus sous le nom de plans inclinés.

Dans l'enfance, les os, n'ayant pas encore acquis le degré d'ossification qu'ils doivent avoir un jour, sont plus flexibles et très-faciles à modifier dans leurs formes au moyen de pressions long-temps continuées.

Il n'est pas nécessaire d'insister, dans cet ouvrage, qui est plutôt destiné aux gens du monde qu'aux praticiens, sur le manuel opératoire de tous ces procédés mécaniques. Je puis dire seulement que j'ai pratiqué un grand nombre de ces redressements avec le plus grand succès ; qu'il est bien rare que ces vices de conformation résistent aux moyens qui sont mis en usage. J'ai conservé les modèles

de toutes les mâchoires que j'ai redressées avant et après
l'opération, et je me ferai toujours un véritable plaisir de
les montrer aux personnes qui, ayant besoin des secours
de l'art, voudraient être renseignées avant de se soumettre
à ces opérations.

Nettoyage des dents.

Cette opération a pour but de débarrasser les dents du
tartre, quelquefois très-dur, qui s'est accumulé autour
d'elles. Le mode opératoire, quoique simple, demande
cependant une main habile.

On découvre assez fréquemment sous des couches
épaisses de tartre des points cariés qu'on enlève avec la
lime, des taches qu'on décolore au moyen d'eau légèrement chlorurée.

Le tartre s'accumule en beaucoup plus grande quantité
sur la mâchoire inférieure que sur la mâchoire supérieure.

Limage des dents.

L'usage de la lime remonte à une époque assez éloi-
gnée: Galien, qui vivait 200 ans après la naissance de
Jésus-Christ, prétend avoir été le premier à en faire usage.
Cet instrument rend de très-grands services en chirurgie
dentaire; il est destiné à niveler les dents dont la longueur
est trop considérable, à les séparer lorsqu'elles sont trop
serrées, à enlever la carie dont elles sont atteintes, et à
faire disparaître les aspérités de toutes sortes qui blessent
les gencives et la langue, à laquelle elles occasionent des
tumeurs et des ulcérations; et enfin il est encore mis en
usage pour égaliser les dents ou les racines de celles qui
doivent en recevoir d'artificielles.

Il existe malheureusement un préjugé très-fortement enraciné et assez mal fondé contre la lime. On suppose qu'une dent limée a perdu toute chance de durée, et, en vertu de ce préjugé, on laisse la carie ronger des dents qu'il eût été facile de conserver. Je ne veux donner pour preuve de l'exagération de cette crainte que ce qui se passe dans certaines contrées : tous les voyageurs rapportent qu'il existe des peuplades indiennes qui usent leurs dents transversalement pour se distinguer, sans que, pour cela, leur durée soit notablement diminuée ; d'autres peuplades de la côte d'Afrique, les Mandingues, donnent à leurs dents la forme de scies ; les habitants du cap de Bonne-Espérance les taillent de la même manière avec un caillou tranchant, sans en éprouver d'accidents. Le Musée national d'histoire naturelle possède une tête de nègre qui offre cette disposition des dents ; elle lui a été donnée par M. le chevalier de Lalande.

Je ne suis nullement de l'avis de quelques dentistes qui prétendent qu'il faut, dans tous les cas, enlever avec la lime toute la carie d'une dent pour en arrêter les progrès. Premièrement, cela est fort laid, en laissant un grand intervalle entre chaque dent, qui, très-souvent, comme j'ai été à même de le voir, défigure la personne, la fait siffler, et change entièrement le timbre de la voix, ce qui fait, vu l'état de faiblesse de la dent, qu'elle se brise et qu'elle devient très-souvent douloureuse.

De nos jours, il existe d'autres moyens pour arrêter la carie sans diminuer la solidité de la dent ni défigurer la personne; aussi doit-on repousser ce mode d'opérer. Lorsqu'une dent est trop mauvaise, que la lime ferait un intervalle disgracieux pour détruire la carie, il faut la ruginer et l'obturer, soit avec de l'or ou du platine, si c'est une dent antérieure.

La lime, entre les doigts d'un homme adroit, a dit un

grand médecin, est d'une grande utilité, comme aussi, mal dirigée, elle peut faire beaucoup de mal.

M. Oudet pense, et je suis parfaitement de son avis, qu'il ne faut porter qu'avec beaucoup de circonspection la lime sur les dents des enfants. La grande vitalité qui, à cet âge, anime ces productions, le développement encore incomplet des racines, ne rendent pas sans danger l'ébranlement qui leur serait communiqué. On doit user également de prudence chez les personnes d'une grande susceptibilité nerveuse, chez celles qui ont été affaiblies par de longues souffrances, qui sont disposées à des affections cérébrales, qui sont sujettes à des névralgies faciales, à des irritations dentaires, ou qui sont sous l'influence d'un traitement mercuriel.

L'expérience m'a appris qu'on ne doit pas limer les dents qui depuis long-temps sont le siége de caries sèches et stationnaires. Ce n'est pas, en effet, sans danger qu'on détruirait l'espèce d'abri protecteur que la nature a établi à la surface du mal. Il faudra seulement, dans quelques cas, limer légèrement la dent voisine pour détruire son contact avec la dent cariée. Il est parfois utile de ne limer les dents qu'en plusieurs séances et à des intervalles plus ou moins éloignés, surtout si cette opération est douloureuse.

Plombage des dents.

Dans les différentes caries pénétrantes, où l'emploi de la lime ne peut avoir de bons résultats, il faut avoir recours à l'obturation (plombage).

On nomme ainsi l'opération par laquelle on introduit un corps étranger dans la cavité que présentent les dents, par suite de carie ou d'altération particulière de l'émail. On

ne se servait autrefois , pour cet usage , que de plomb la-
miné , en feuilles très-minces , ce qui lui avait fait donner
le nom de plombage. Depuis on a eu recours à l'étain ,
qui s'oxide moins , à des feuilles d'or, d'argent fin et de
platine. On a aussi usé , pendant long-temps , du métal
Darcet , rendu plus fondant par l'addition d'un seizième
ou d'un vingtième de mercure. Ce moyen est aujourd'hui
complètement abandonné par les chirurgiens-dentistes.
On emploie beaucoup , en ce moment , divers mélanges
de matières minérales et végétales , qui sont connus sous
le nom de mastic. Par leur ductilité , il est facile de lés
appliquer sans faire éprouver de douleurs ; ils se durcissent et adhèrent parfaitement aux parois de la carie. Ils
ont aussi le grand avantage de pouvoir tenir dans les
grandes caries, où les feuilles d'or ou de platine ont de la
difficulté à être fixées. On a reconnu qu'ils jouissaient
d'une action salutaire sur la dent.

Le but de ce moyen chirurgical est de soustraire à l'action des agents extérieurs la pulpe dentaire. Il ne peut
être pratiqué que lorsque la carie est indolente , qu'elle
n'entretient aucune affection locale , et que la cavité est
disposée de manière à retenir le métal qu'on veut y introduire. Cependant, si la carie laisse échapper un suin-
tement continuel , lors même qu'elle présenterait les
conditions que nous venons d'énoncer, il ne faudrait pas
plomber.

La douleur n'est pas toujours une contre-indication absolue ; on peut, si elle est légère , récente , essayer d'obturer la cavité de la dent. On doit , du reste , procéder à
cette opération avec beaucoup de soin et de ménagement.

Avant de procéder au plombage, il faut s'assurer, avec
la sonde , de la situation de la carie , de sa nature , de sa
profondeur, de sa configuration intérieure, de l'épaisseur
de ses parois et de leur degré de sensibilité. Cela fait , on
débarrassera la cavité des matières étrangères et des por-

tions malades ; on tâchera de lui donner une disposition favorable, qui lui permette de retenir facilement le métal ou le mastic qu'on y aura déposé. Il pourra être utile de pratiquer de légères cautérisations.

Après tous ces préparatifs, on introduit dans la cavité la matière qui convient le mieux à la nature de la carie, et on a la précaution de faire surveiller sa dent pendant quelque temps,

Cautérisation des dents.

La cautérisation est destinée à détruire le nerf et la pulpe dentaire, pour apaiser des douleurs opiniâtres ; à dessécher une carie sanieuse plus ou moins profonde ; à arrêter une hémorrhagie alvéolaire, et à détruire certaines tumeurs fongueuses des alvéoles ou des gencives.

On emploie un fer rougi à blanc ou des caustiques. La préférence doit être accordée au feu, qui agit avec plus de promptitude et de sûreté, quoiqu'il soit souvent insuffisant. On donne aux cautères différentes formes ou épaisseurs, afin qu'ils puissent pénétrer partout où on veut les porter.

Il peut arriver que beaucoup de personnes, les femmes surtout, ne veuillent pas consentir à se laisser introduire un fer rouge dans la bouche ; c'est alors qu'on a recours aux caustiques. Ils sont solides ou liquides : les solides sont le nitrate d'argent ou pierre infernale, la potasse caustique, etc. ; les liquides sont l'ammoniaque, les acides nitrique, sulfurique, le chlorure d'antimoine, etc.

J'abrége beaucoup tous les renseignements qui peuvent concerner cette opération ; elle a, aujourd'hui, perdu beaucoup de sa valeur : on a reconnu qu'elle nuisait à la durée de la dent malade. On est parvenu, par d'autres

moyens, à arriver aux mêmes résultats qu'on cherchait
à obtenir, sans avoir à redouter les mêmes dangers.

Extraction des dents (1).

Cette opération, qui est une de celles que l'on pratique
le plus souvent en chirurgie, n'est pas toujours aussi simple et aussi facile que beaucoup de personnes semblent le
croire. Si, dans les circonstances les plus favorables, dit
M. Oudet, elle n'exige qu'une certaine habitude et une
adresse ordinaire, combien ne se rencontre-t-il pas de cas
où les difficultés qu'elle a à vaincre ne le cèdent à aucune
autre opération! Sans doute, ici, le chirurgien ne se trouve
pas placé en face de ces accidents qui peuvent compromettre la vie du malade; mais, pour ne pas être aussi
graves, n'en est-il donc aucun à redouter? lui est-il même
permis de les éviter toujours, malgré son habileté et sa
longue expérience? et, s'il s'en présente, n'a-t-il pas besoin de posséder en lui, soit dans les connaissances qu'il
a puisées en fréquentant les hôpitaux et les maîtres de
l'art qui y exercent, en ayant assisté à leur pratique, et
s'être même exercé à des opérations chirurgicales plus
hardies et regardées comme plus importantes, soit dans
ses propres inspirations; n'a-t-il pas, dis-je, besoin de
posséder, par les études préparatoires, le calme, le sang
froid et les moyens d'y remédier?

(1) Suivant Ménavius, chez les Musulmans, il était autrefois défendu de
pratiquer l'évulsion d'une dent sans la permission de l'empereur. Non
moins scrupuleux, sous ce rapport, étaient les Hébreux, qui, en matière
criminelle, regardaient comme digne de la peine du talion la perte d'une
dent.

Il serait bientôt temps que le public comprît qu'il n'y a pas d'opération inoffensive en chirurgie, et qu'il ne devrait pas être plus permis d'abandonner la pratique de l'art du dentiste au premier venu qu'il n'est permis aujourd'hui, comme autrefois, aux barbiers d'exercer une partie de la chirurgie. Il est inouï qu'à notre époque la protection des tribunaux se soit étendue sur ces hommes ignorants et grossiers qui mettent en usage tous les moyens du charlatanisme le plus effronté pour tromper la crédulité publique. Il faut espérer que le temps n'est pas éloigné où on exigera du dentiste des études et des garanties qu'on trouve naturel de demander aux personnes qui exercent les autres branches de la chirurgie ; qu'on ne verra plus enfin d'effrontés ignorants casser impunément les dents et les mâchoires ! Il ne se passe pas de semaine que je ne sois consulté par quelque malheureuse victime d'un de ces médicastres stupides, devenus chirurgiens par l'effet du hasard.

Le chirurgien-dentiste doit ne jamais oublier que toute dent cariée n'est pas infailliblement vouée à la destruction, et qu'il ne doit avoir recours à l'extraction que comme moyen extrême. On ne devra donc en arriver là qu'après avoir épuisé tous les moyens rationnels de conservation : les calmants, les cautérisations, le plombage, etc.

On doit propager ces idées avec d'autant plus de raison qu'on rencontre un certain nombre de personnes à qui la seule pensée de se faire extraire une dent cause un tel effroi qu'elles préfèrent supporter des douleurs violentes pendant plusieurs mois. Cette impression est si vive qu'on voit fréquemment la douleur cesser au moment où on met le pied dans le cabinet du dentiste. C'est aussi, sans doute, dans l'appréhension des accidents qu'elle pourrait occasioner, que quelques chirurgiens-dentistes recommandent de ne pas extraire les dents pendant la grossesse. Je ne considère pas cette règle comme absolue, et je pense que c'est au chirurgien de juger s'il est plus dangereux d'enlever une dent très-douloureuse à une femme enceinte que de l'abandonner aux atroces souffrances de l'odontalgie.

Avant de pratiquer l'extraction, il est indispensable de bien examiner la bouche, de reconnaître la dent cariée douloureuse. Pour cela, il ne faut pas toujours s'en rapporter aux indications, souvent infidèles, fournies par le malade ; ce qui entraînerait à de graves erreurs, car il arrive fréquemment que l'on accuse une dent de la mâchoire inférieure, et la cause de la douleur est à celle du haut, et *vice versâ* pour l'autre mâchoire. La dent ne doit être extraite que lorsqu'elle est parfaitement connue pour être la cause de la souffrance. Le chirurgien doit avoir à sa disposition des instruments de toutes formes et en avoir aussi pour les enfants, et, au besoin, être assez adroit pour savoir les confectionner lui-même, afin de ne pas être embarrassé.

Dans la pratique journalière, on rencontre parfois des dents ou des racines qui offrent, pour leur extraction, des difficultés impossibles à surmonter avec les instruments ordinaires ; je pense, avec tous les auteurs, qu'il vaut mieux s'abstenir alors que de tenter vainement une opération douloureuse, qui peut déterminer des accidents graves, tels que contusions, blessures de la gencive, fracture de la dent ou d'une portion de l'arcade alvéolaire, crises nerveuses difficiles à calmer, ou bien encore une perturbation générale dans toute l'économie, chez les femmes pusillanimes, surtout pendant le temps de la grossesse, de l'allaitement ou des règles.

J'ai parlé, à plusieurs reprises, des accidents qui peuvent survenir pendant ou après l'extraction des dents ; il est à propos d'y revenir ici plus longuement. Ils peuvent être indépendants du chirurgien et inévitables ; ils peuvent être aussi le résultat de l'ignorance et de la maladresse de

celui qui opère. Il arrive souvent aux arracheurs de
dents (1), par maladresse ou par l'application vicieuse de
l'instrument, d'enlever une dent saine à la place de celle
qui était la cause des souffrances ; il est facile de comprendre que de l'attention et un peu plus d'habileté eussent évité cet accident. D'autres fois, l'usage de mauvais
instruments ou le mauvais emploi de bons instruments ont
déterminé des accidents graves, tels que la lésion des
joues, de la langue, et, par suite, des hémorrhagies plus
ou moins fortes. On peut encore produire des accidents
beaucoup plus graves, tels que l'ouverture du sinus
maxillaire, la luxation de la mâchoire et même la fracture de cet os. Ces accidents sont généralement le résultat
de l'impéritie ou de l'ignorance de l'opérateur, et ne peuvent véritablement pas être placés sur le compte de l'opération. Mais, indépendamment de ces accidents, il peut en
survenir d'autres qu'il eût été impossible d'éviter au chirurgien le plus expérimenté.

---

(1) Il faudrait plusieurs volumes pour enregistrer les accidents occasionés par l'extraction des dents, et l'on peut facilement s'en rendre
compte, en songeant que très-péu de personnes y échappent depuis
l'enfance jusqu'à la vieillesse, et que l'on est souvent forcé, surtout à la
campagne, de livrer sa mâchoire au barbier ou au serrurier du village,
puisque quelques médecins dédaignent de faire l'extraction d'une dent.

Lemaire dit avec vérité : « L'art divin de la chirurgie embrasse le
grand art de guérir, embrasse, par conséquent, toute la machine humaine,
depuis les cheveux, qu'on doit, par des procédés, empêcher de tomber,
jusqu'aux ongles des pieds, qu'on doit savoir tailler quand ils blessent
et peuvent occasioner des douleurs si cruelles. » Il continue : « L'extraction
d'une dent est une opération chirurgicale qui ne doit être faite que par
celui auquel les lois n'en refusent pas le droit, s'il l'a acquis par des
années d'études voulues. Les ignorants seuls la regardent comme rien,
parce que, et en apparence et selon eux, elle n'exige que de la force ;
cependant cette opération peut avoir des suites funestes, si elle n'est
pratiquée avec une grande habileté. »

Les auteurs recommandent de détacher les gencives très-adhérentes au collet de la dent, pour éviter d'en extraire un lambeau en enlevant l'organe malade. Je n'ai pas l'habitude de déchausser les dents, et je déclare qu'on évite parfaitement ces accidents. Je ne procède pas ainsi, parce que j'ai l'opinion que ce n'est pas absolument nécessaire, et que, dans le plus grand nombre de cas, où il est utile d'abréger les souffrances, ce serait prolonger inutilement les tortures du patient. Cependant, la gencive étant très-adhérente autour de la dernière molaire, il peut être avantageux quelquefois de la détacher de la dent. Il est, par exemple, impossible d'empêcher, chez un certain nombre de sujets, un fragment de l'alvéole, très-adhérent à la dent, de suivre l'organe enlevé : cela arrive chez ceux qui ont les dents adhérentes.

A la suite de l'extraction, une hémorrhagie peut se déclarer au fond de l'alvéole ou dans les parties molles, plus ou moins déchirées par l'opération. Cet accident n'est généralement pas grave ; cependant il peut devenir inquiétant dans quelques circonstances particulières : chez les individus pléthoriques, chez certains malades qui offrent une disposition singulière à l'hémorrhagie, enfin dans les cas où des désordres considérables ont été produits.

On combattra cette maladie au moyen de lotions froides, astringentes, et si ce moyen ne réussit pas, on établira une compression sur le point blessé. J'ai l'habitude de me servir, dans ce cas, d'un morceau de liége taillé en forme de clou, pour boucher l'alvéole ; il est rare que ce moyen ait échoué entre mes mains. Si, malgré tout, l'hémorrhagie persiste, on peut être forcé d'avoir recours à la cautérisation avec le fer rouge.

M. Oudet affirme qu'il est possible, en enlevant une dent de lait, de faire suivre le follicule d'une dent de remplacement. Cet accident, qui est très-rare, survient particulièrement aux molaires, dans des cas de dispositions anatomiques particulières. Ce doit être une raison de plus pour nous de n'enlever les dents de lait que dans des cas tout-à-fait exceptionnels, et de le faire avec beaucoup d'attention.

Enfin, chez quelques personnes, qui ont été exposées à se luxer la mâchoire, on voit se produire le même phénomène à l'occasion de l'extraction d'une dent. Cette disposition ne doit pas contre-indiquer d'une manière absolue l'arrachement; seulement le chirurgien devra mettre en usage certaines précautions pour éviter de le produire.

Pose des dents artificielles ou prothèse dentaire.

Cette partie de l'odontotechnie comprend un si grand nombre de procédés mécaniques, d'opérations diverses, que je dois renoncer à donner, dans ce petit ouvrage, tous les développements que comporte cette question. Je me bornerai à fournir quelques notions indispensables, qui permettront à mes lecteurs d'avoir une idée nette de cette branche de la chirurgie dentaire.

L'origine des dents artificielles remonte à la période chirurgicale dite des Arabes, c'est-à-dire au xiie siècle. On doit la première opération destinée à remplacer les dents naturelles à Albucasis, médecin arabe; cependant, malgré l'ancienneté de son origine, cette fraction de l'art des opérations paraît être restée dans l'enfance jusqu'au xviiie siècle. A cette époque, le célèbre Fauchard, qui écrivait en 1727, a commencé à donner une forte impulsion à l'odontotechnie, qui a continué à faire des progrès jusqu'à nos jours. On peut dire qu'aujourd'hui, surtout en France, l'art du dentiste a acquis toute l'importance que réclamait son utilité.

Le remplacement des dents se fait avec une telle perfection, et les dents artificielles imitent si parfaitement la
nature, qu'ils peuvent défier l'œil le plus exercé. Il est
essentiel toutefois, pour en arriver là, d'avoir affaire à un
chirurgien-dentiste habile, connaissant à fond la mécani-
que dentaire et tous les procédés mis en usage pour sup-
pléer la nature.

Le dentiste ne doit pas toujours consentir à placer des
dents aux personnes qui viennent le lui réclamer : il ne
doit recourir à la prothèse que lorsque les dents artificielles peuvent être appliquées sans nuire à la conservation
des autres dents. Et si des considérations graves viennent
influer sur sa détermination, il est de son devoir, avant
de passer outre, d'instruire les personnes des accidents
qui peuvent survenir. Il existe, en effet, certaines maladies des dents, des gencives, qui s'opposent d'une manière absolue à cette opération.

On emploie généralement aujourd'hui, pour confectionner les dents et les dentiers, les dents humaines, les défenses de l'hippopotame, les dents artificielles minérales,
et surtout celles dites Américaines. Ces dernières ont acquis une telle perfection dans l'élégance de la forme, la
variété des couleurs, qu'il est douteux qu'on puisse faire
mieux plus tard. Ce sont celles que je mets le plus volon-
tiers en usage en ce moment (1).

---

(1) Je suis parvenu, après bien des recherches, à faire une découverte
des plus importantes, pour colorer les dents artificielles. Je puis affirmer
qu'aucun dentiste n'est arrivé encore à leur donner le degré de perfection
que je leur ai fait atteindre sous le rapport des nuances. Non-seulement
je parviens à leur imprimer une coloration générale identique à la nuance des
dents de chaque personne, mais encore je leur donne des teintes partielles
qui les font merveilleusement harmoniser avec les dents voisines. Ainsi,
je suppose que, des deux dents incisives moyennes, l'une ait été emportée

De toutes ces matières, les dents naturelles devraient être préférées s'il n'existait pas contre elles un préjugé très-difficile à surmonter, et si elles n'avaient pas l'inconvénient de s'altérer au bout d'un certain temps. Je pense qu'on devra les préférer toutes les fois que la personne n'y répugnera pas trop, surtout pour remplacer les dents de devant.

Les dents minérales sont, sans contredit, préférables à celles de substances osseuses, qui changent de couleur et qui s'altèrent avec une grande promptitude ; l'odeur insupportable qu'elles communiquent à l'haleine, malgré les plus grands soins de propreté, doit les faire rejeter et faire préférer les dents minérales, qui sont inaltérables. Depuis long-temps, j'en fais un usage presque exclusif, surtout depuis que, par la perfection, il est possible d'assortir toutes les nuances de manière à tromper l'œil le plus exercé.

Les dents artificielles se placent de plusieurs manières différentes : avec des pivots, des crochets, des ressorts en or ou en platine (1). Tous ces moyens peuvent être

---

par la carie, l'autre soit demeurée à peu près intacte, mais que le voisinage de la dent malade ait fait légèrement bleuir le bord qui était en rapport avec elle ; eh bien ! j'ai trouvé le moyen de donner à la partie de la dent artificielle qui avoisinera ce bord, la même nuancé partielle qu'a la dent qui est restée en place.

(1) Je dois faire observer que l'on ne doit employer d'autre matière pour la confection des appareils ; malgré cela, il existe des hommes qui usurpent le titre de dentiste, dont la cupidité les pousse à se servir, pour les ouvrages artificiels, de cuivre, d'argent ou de maillechort, ce qui est non-seulement nuisible à la santé, mais encore très-dangereux par le vert-de-gris qui s'y développe incessamment. Ne doit-on pas être indigné en voyant ainsi mettre dans la bouche des métaux qui peuvent compromettre la vie des personnes auxquelles on pose de tels ouvrages ?

combinés ensemble , comme on peut aussi les employer seuls. Les dents à pivot, quoi qu'en disent les *osanoriens,* sont encore celles qui, lorsque la racine est dans les conditions convenables, présentent le plus de simplicité , de solidité , et le moins de gêne. J'ai vu , ainsi que tous mes confrères , des personnes qui ont gardé des dents à pivot trente et quarante ans. Un grand nombre de personnes , dans ma clientelle, à qui j'en ai placé , les ont depuis quinze et vingt ans.

Les pièces d'une et de plusieurs dents à ressorts peuvent avoir une longue durée , lorsqu'elles sont bien adaptées ; la présence d'un pivot peut donner une grande solidité , aussi faut-il conserver, autant que possible est , les racines des dents antérieures.

Les Américains font fréquemment usage de pièces entièrement en hippopotame, et cela depuis long-temps. Lorsque j'habitais Paris , j'avais l'occasion d'en faire et d'en voir très-souvent, mais à des personnes qui, par leur position de fortune , pouvaient en faire faire de nouvelles aussitôt que la substance jaunissait ou qu'elle s'altérait de manière à donner mauvaise odeur à l'haleine. Ces appareils sont désignés , en France , par quelques dentistes étrangers, sous le nom de dents osanores (1).

_____

(1) La *réinvention* de ces osanores a été disputée vivement par plusieurs antagonistes, que les tribunaux ont mis d'accord en déclarant que la nouvelle découverte était connue depuis un temps immémorial. Malgré le peu de durée de ces dents et la facilité avec laquelle elles jaunissent et se putréfient, ceux qui ne les connaissent pas en veulent, parce qu'ils croient que c'est un moyen nouveau et supérieur aux autres ; mais lorsqu'ils ont eu le malheur de s'adresser à ces *artistes,* ils ne tardent pas à voir qu'ils sont dupes de l'ignorance et de l'effronterie de ces charlatans.

Les anciens fixaient leurs pièces artificielles uniquement avec des ligatures de soie , de fil d'argent ou d'or. Ce procédé, offrant une foule d'inconvénients, est presque complètement abandonné de nos jours.

Je ferai remarquer que c'est surtout en prothèse dentaire que le chirurgien fait connaître tout son savoir et toute son adresse. On comprend que les pièces doivent varier à l'infini , suivant les cas qui se présentent ; il est donc nécessaire qu'il ait du savoir, de grandes ressources d'esprit et une longue pratique (1).

Les détails que je viens de donner ayant trait surtout aux pièces partielles , il est, je pense , utile de terminer par une appréciation générale des mâchoires artificielles complètes.

Un dentier complet, qui satisfait à toutes les conditions qu'il a à remplir, est une œuvre de l'art fort difficile ;

Que le monde le sache bien , le chirurgien-dentiste capable n'a pas de moyens exclusifs pour le remplacement des dents ; il doit tous les connaître , les osanores comme les autres , et ne les appliquer que selon l'état de la bouche de son client, après toutefois lui en avoir fait l'observation , pour qu'il comprenne bien que ce moyen convient mieux à ses gencives , à ses dents, s'il en reste surtout , que tel autre.

(1) Le chevalier Lemaire , mon professeur , dit dans le *Dentiste des Dames :* « Celui qui ne sait qu'ôter les dents, c'est-à-dire *détruire,* n'est pas dentiste. Celui qui sait et préfère les conserver , celui qui en sait faire, et, qui plus est , sait bien les mettre , c'est-à-dire sait corriger , remplacer , imiter la nature, enfin , créer, tirer, pour ainsi dire , la vie de la mort , est dentiste et un homme habile. »

Il faut donc que le dentiste soit à même d'apprécier le mode de remplacement convenable; car ce qui peut convenir à une bouche ne convient pas à l'autre. Voilà le motif pour lequel il faut que la personne qui veut faire remettre des dents artificielles ait la plus grande confiance à l'opérateur auquel elle livre sa bouche.

elle exige une longue expérience et une grande entente des principes mécaniques qui doivent en diriger la confection.

On dirait, à voir la plupart des dentiers, que, inutiles ornements, les dents n'ont d'autre usage que de servir de parure à la bouche : presque tous, en effet, atteignent plus ou moins parfaitement ce but; mais est-ce le seul et le plus utile que le dentiste doive se proposer? Les dents sont, avant tout, des instruments de mastication : c'est en divisant, en triturant les aliments, en favorisant la sécrétion de la salive et son mélange avec eux, qu'elles concourent si utilement au travail de la digestion. Cet acte préparatoire est tellement important qu'il ne saurait s'exercer incomplètement sans que des dérangements plus ou moins grands ne surviennent dans les fonctions digestives; et si, dans l'état de santé, cette influence se fait sentir, que sera-ce lorsque l'estomac et les intestins sont le siége de quelque altération? Les substances alimentaires, provenant à ces organes sans avoir reçu dans la bouche les modifications nécessaires, exigent de leur part un surcroît d'activité qui augmente nécessairement leur état morbide. Je ne saurais donc trop appeler l'attention des médecins sur la nécessité de prendre en grande considération la manière dont s'accomplit la mastication chez les personnes atteintes d'affections des voies digestives.

M. Oudet affirme qu'il pourrait citer plus de soixante observations de maladies de l'estomac et des intestins qui avaient résisté long-temps aux secours de la médecine, et qu'il a vues diminuer notablement ou cesser entièrement par l'application d'un dentier qui permettait à ces malades de pouvoir mâcher convenablement leurs aliments. J'ai moi-même, depuis que j'exerce la chirurgie dentaire, recueilli un certain nombre d'observations analogues. Dans ce travail, le point essentiel et le plus difficile est d'établir entre les deux dentiers un rapport tel que, dans le rapprochement naturel des mâchoires, il existe un engrainement parfait des dents.

D'après ce court exposé, il est facile de comprendre que la précaution de faire remplacer les dents perdues n'est pas toujours une pure coquetterie, comme quelques personnes sont portées à le croire; mais, le plus ordinairement, la santé y oblige, et les avantages physiques que l'on en retire empêchent toujours l'aspect d'une vieillesse prématurée, qui sont des avantages généralement appréciés. La voix perd de son charme et de son harmonie par l'absence d'une seule dent incisive, et laisse échapper un jet de salive qui fait redouter notre approche.

Quelques mots sur l'éthérisation.

L'heureuse découverte de l'inhalation des vapeurs d'éther par les deux Américains, MM. Jackson et Morton, et, plus tard aussi, celle du chloroforme par M. Simpson, d'Edimbourg, firent dire par un grand médecin que cette précieuse découverte pour l'humanité faisait du chirurgien *un dieu*, puisqu'elle lui permettait d'annihiler la douleur dans les opérations les plus graves et les plus douloureuses.

Plusieurs fois j'ai eu recours aux aspirations de l'éther et du chloroforme pour l'extraction des dents et pour autres opérations de la bouche, sans qu'il soit arrivé la moindre indisposition aux personnes que j'ai opérées; malgré cela, j'ai cru devoir y renoncer, ou du moins n'y avoir recours que dans des cas difficiles et de douleurs prolongées. D'après les nombreux accidents et les cas de mort dont tous les journaux de médecine et autres ont retenti, j'ai cru prudent de suivre les sages

conseils de nos savants professeurs de médecine , qui en-
gagent les praticiens à ne jamais employer ces agents anes-
thésiques pour de simples opérations , telles qu'ouverture
d'abcès, ou extraction des dents, qui, comme tout le monde
le sait, est instantanée et sans danger entre des mains
adroites ; ce qui me fait dire à mes clients , et surtout à
mes clientes , qui sont , par leur organisation, plus sujettes aux accidents nerveux que l'homme , de ne s'y soumettre que pour des opérations sérieuses, car ce serait trop
risquer pour se soustraire à une douleur d'une seconde.

Je dis , avec le docteur Toirac , que, puisque l'autorité
laisse la facilité à des individus étrangers à la science
médicale d'employer de pareils moyens, il peut en résulter de graves inconvénients pour les malades et pour
les mœurs , comme malheureusement il y en a eu déjà
des exemples.

Me voilà arrivé au terme de ma tâche , ai-je atteint mon
but ? Je n'ai pas eu , je le répète , la prétention de faire
un ouvrage scientifique; mais j'ai cherché à mettre à la
portée de tous les esprits une science d'une utilité aussi
évidente que fréquente. J'ai fait tous mes efforts pour en
arriver là , ai-je réussi ? C'est au public à répondre ?

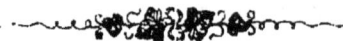

PETIT FORMULAIRE PHARMACEUTIQUE.

J'ai dû, pour compléter mon travail et le rendre réellement utile et indispensable dans chaque famille, mettre à la fin ce petit formulaire, où les mères de famille, pour leurs enfants, ainsi que tous ceux qui comprennent le besoin qu'il y a de se soigner la bouche, puiseront des moyens faciles de préparer ce qui est nécessaire pour la conservation des dents.

DES GARGARISMES.

Les gargarismes sont des médicaments liquides que l'on met en usage dans les différentes maladies de la bouche et de la gorge : ici nous n'avons qu'à nous occuper de ceux propres aux affections de la bouche.

Dans les inflammations légères, les décoctions d'orge, de pavots concassés et de racine de guimauve, doivent être préférées. On s'en gargarisera plusieurs fois par jour et à tiède. De se faire saigner les gencives avant d'employer le gargarisme on hâtera la guérison, et l'on s'abstiendra des élixirs spiritueux, afin d'éviter la suppuration que leur emploi provoquerait.

Les gargarismes suivants peuvent aussi se préparer très-facilement.

GARGARISME ADOUCISSANT.

Décoction de racine de guimauve....... 200 gram.
Miel rosat......................... 38 gram.
Mêlez.

AUTRE.

Lait chaud........................ 200 gram.
Figues grasses.................... 6 à 8.

Laissez macérer les figues dans le lait chaud pendant deux ou trois heures, et pressez : cette décoction est très-bonne pour les enfants qui ont les dents douloureuses. Si vous voulez le rendre anodin, ajoutez vingt ou trente gouttes de laudanum.

CONTRE LES APHTHES DES ENFANTS.

Sirop de mûres, roses sèches de grenades, 32 gram., étendus dans une quantité d'eau d'orge ou de plantain. On trempe dedans un tampon de linge fin qu'on donne à sucer aux enfants.

GARGARISME ANTISCORBUTIQUE.

Alun, 32 grammes, dans 500 grammes de décoction de bois de gaïac, auquel on ajoutera teinture de quinquina 32 grammes, miel rosat 32 grammes, et un gramme de laudanum.

L'effet de ce gargarisme doit être secondé par l'usage

interne de tisanes de houblon ou d'autres plantes dont les propriétés médicales sont analogues.

GARGARISME ASTRINGENT (DE PARMANTIER).

Ecorce de chêne	32	gram.
Eau de rivière	500	gram.
Sulfate acide d'alumine	4	gram.
Miel rosat	32	gram.

On emploie particulièrement ce gargarisme lorsqu'on a les gencives fongueuses et engorgées. Il faut, avant de s'en servir, les faire bien saigner avec le cure-dents de plume.

LIQUEUR CONTRE LES APHTHES (SWÉDIAURE).

Borax en poudre	4	gram.

Faites dissoudre dans :

Eau de rose	16	gram.

Ajoutez :

Miel rosat	32	gram.
Teinture de myrrhe	16	gram.

Avec un plumasseau imbibé de cette liqueur, touchez les aphtes.

HOCHETS.

Racine de guimauve bien arrondie de dix à douze centimètres de long. Faire bouillir la racine dans l'eau sucrée ou dans du lait. Les enfants éprouvent du plaisir à les sucer, et leurs gencives sont calmées par la racine émolliente.

Pour frictionner les gencives des enfants qui souffrent pour faire leurs dents.

Sirop de dentition anticonvulsif du docteur Delabarre. D'après les bons résultats que l'on obtient tous les jours de cette nouvelle découverte, je le recommande aux mères de famille pour leurs enfants.

PASTILLES VERMIFUGES (DE BARTHEZ).

Sucre .... 500 gram.
Muriate de mercure................. 8 gram.
Mucilage q. s.

Faites des pastilles de la grandeur d'une pièce de 1 fr. On les donne aux enfants attaqués de vers, à la dose d'une ou deux par jour. Les adultes peuvent en prendre de six à huit par jour.

SIROP CONTRE LA COQUELUCHE (BOUCHARDAT.)

Sirop d'opium...................... 32 gram.
De quinquina au vin................ 32 gram.
D'ipécacuanha...................... 32 gram.
Mêlez. A prendre par cuillerées à café matin et soir.

POUDRE CONTRE LA COQUELUCHE.

Poudre de racine de belladone... 1 gram. 5 cent.
Sucre...................... 5 gram. 25 cent.
Mêlez.

Une prise matin et soir chez les enfants au-dessus d'un an ; deux chez les enfants de deux ou trois ans ; quatre chez les enfants plus âgés, et huit chez les adultes.

SIROP DU DOCTEUR DESESSARTS CONTRE LA TOUX DES ENFANTS.

La dose est d'une once à deux, suivant l'âge, et à prendre par petites cuillerées, de deux heures en deux heures.

TOPIQUE CONTRE LES ENGELURES (HUFELAND).

Sous-borate de soude............... 8 gram.
Onguent rosat..................... 32 gram.
M. s. a.

Q. S. pour frictionner les parties malades le soir avant de se coucher.

POMMADE CONTRE LES GERÇURES DES MAMELONS
(CRUVEILHIER).

Axonge........................... 32 gram.
Baume du Pérou liquide............. 4 gram.
Mêlez.

Ajoutez 2 gram. 1 décigr. d'opium brut, si les douleurs sont très-vives. Dans ce dernier cas , l'enfant ne doit plus téter.

BAUME SAXON.

Ce baume sert à frictionner les membres des enfants ; 4 ou 10 gram. par friction ; 3 ou 4 gouttes pour faciliter la digestion.

EAU-DE-VIE DE GAÏAC.

Cette eau-de-vie se prépare en faisant infuser deux onces de ce bois dans un litre d'eau-de-vie pendant quinze jours , en ayant soin d'agiter la bouteille de temps en temps ; l'on filtre ensuite la liqueur.

Il en faut quelques gouttes dans un demi-verre d'eau pour se gargariser la bouche , après s'être frotté les dents avec une brosse imprégnée de ma poudre végétale.

Pour calmer les douleurs des dents cariées.

Ether................. 8 gram.
Opium................ 5 gram. 25 centig.
Essence de girofle....... 20 gouttes.
Mêlez.

On imbibe du coton qu'on introduit dans la cavité de la dent.

Autre.

Chloroforme	1	gram.
Teinture d'opium	2	gram.

Contre les douleurs aiguës, imbiber une petite boulette de coton ou d'amadou que l'on introduit dans la carie de la dent.

Les essences volatiles, l'éther, le laudanum, l'opium, la morphine, etc., sont autant de moyens auxquels l'on peut avoir recours pour calmer les douleurs odontalgiques, sans compter tous ceux qui sont prônés par les journaux, et qui, d'après eux, sont infaillibles. Malgré cela, l'on es⁺ forcé bien des fois d'avoir recours à l'extraction, qui est, dans bien des cas, le seul moyen d'obtenir une guérison parfaite.

MASTIC OBTURATEUR.

Gomme copal en poudre	2	gram.
Chloroforme	3	gram.

Faire dissoudre la gomme dans le chloroforme, en imbiber du coton et tamponner la dent. Cette préparation est bonne pour calmer et pour dessécher la carie, et la préparer à être plombée ou aurifiée.

POUDRE VÉGÉTALE DENTIFRICE.

Charbon lavé en poudre	20	gram.
Quinquina	40	gram.
Tannin pur	10	gram.
Calamus aromatique	20	gram.
Menthe	20	gram.

Cette poudre doit être impalpable.

POUDRE DENTIFRICE DE M. MIALHE.

Sucre de lait ou lactine pulvérisée	1,000	gram.
Tannin pur	15	gram

Laque carminée..................... 10 gram.

Essence de menthe.............. 20 gout.

— d'anis .... 20 gout.

— de fleur d'orange........... 10 gout.

Triturez le tout jusqu'à ce que le mélange soit parfaitement homogène.

Les Anglais font usage de la préparation suivante, comme poudre dentifrice.

Craie blanche de Champagne bien séchée. 3 gram.

Camphre en poudre extrêmement fine... 1 gram.

On la conserve dans un flacon de verre fermé à l'émeri.

Cette poudre, qui a une grande vogue, est très-nuisible aux dents ; toutes les personnes qui en font usage ont les dents très-friables, et l'émail peut être enlevé avec un instrument tranchant sans faire effort.

Dans les maux de dents, bien des personnes en mettent dans la carie, espérant échapper à l'extraction ; mais comme elle ne la calme pas toujours et que l'on est forcé d'y avoir recours, il en résulte des difficultés qu'occasionent la désorganisation de la substance dentaire, qui a été provoquée par le camphre ; ce qui fait briser la dent à la plus légère pression de l'instrument.

M. Magendi conseille encore, pour rendre aux dents leur blancheur naturelle, de promener sur elles une brosse légèrement mouillée et trempée dans la poudre suivante :

Chlorure de chaux sec................ 20 centig.

Corail rouge..................... 8 gram.

OPIAT DE GARIOT, CHIRURGIEN-DENTISTE DU ROI D'ESPAGNE.

Alun de roche en poudre............. 15 gram.

Sang de dragon..................... 12 gram.

Cannelle......................... 4 gram.

Mastic........................... 4 gram.

9

Le tout en poudre très-fine; quantité suffisante de miel rosat pour en faire un opiat.

Cette préparation ne diffère de la poudre que par le miel ou le sirop que l'on introduit.

ÉLIXIR ODONTIQUE (DESFORGES).

Quinquina concassé	96 gram.
Gaïac id	160 gram.
Pyrèthre id	96 gram.
Girofle id	20 gram.
Ecorce d'oranges id	8 gram.
Safran	2 gram.
Benjoin	8 gram.

Faites macérer pendant cinq à six jours dans 1,000 gram. d'alcohol à 32°.

Filtrez et conservez; 4 à 8 gram. dans un verre d'eau pour se laver la bouche tous les matins.

EAU DE MADAME DE LA VRILLIÈRE.

Cochléaria frais et mondé	250 gram.
Cannelle concassée	65 gram.
Ecorce récente de citron	48 gram.
Roses rouges sèches	32 gram.
Girofle	24 gram.

Faites macérer le tout, pendant cinq à six jours, dans alcohol à 32° ... 1,500 gram., et distillez au bain-marie jusqu'à siccité.

Employé contre les maladies des gencives, étendu de quatre fois son poids d'eau pour gargarisme.

PASTILLES POUR LES FUMEURS.

Chlorure de chaux	28 gram.
Sucre vanillé	12 gram.
Gomme arabique	20 gram.

Deux ou trois de ces pastilles suffisent pour enlever à l'haleine la mauvaise odeur de la fumée du tabac.

EAU POUR LA MIGRAINE (BOUCHARDAN).

Camphre   32   gram.

Dissolvez dans :

Alcohol à 22°   250   gram.

Ajoutez :

Ammoniaque liquide   65   gram.
Huile d'anis   8   gram.

On fait respirer ce mélange, et on en applique sur le front des compresses imbibées.

EAU DE BONFERME OU D'ARMAGNAC.

Noix muscades . . . . {	12 gram.
Girofles . . . . {	
Fleurs de grenade . . . . . {	3 gram.
Cannelle . . . . {	
Alcohol à 32°	220 gram.

On concasse toutes ces substances ; on les fait macérer, pendant huit jours, dans l'alcohol ; puis on filtre, et on conserve pour l'usage.

Cette eau est employée pour des coups à la tête. On en fait respirer au malade, et on lui en frotte la partie lésée, sur laquelle on met des compresses imbibées avec la même eau, qu'on a soin de renouveler plusieurs fois par jour.

COSMÉTIQUES AGRÉABLES.

POMMADE A LA SULTANE DE CADET DE GASSICOURT.

Cire blanche	12	gram.
Blanc de baleine	32	gram.
Huile d'amandes douces	64	gram.
Baume de la Mecque	12	gout.
Lait virginal à la rose	4	gram.

On fait fondre la cire et le blanc de baleine. On verse le lait dans un mortier de marbre ; on y ajoute le baume et le lait virginal, et l'on bat jusqu'à ce que la pommade soit très-blanche. Elle adoucit la peau et efface les rougeurs.

EAU DE VIOLETTES.

Iris de Florence en poudre	32	gram.

Faites macérer dans :

Alcohol à 32°	250	gram.

Pour parfumer le linge.

PASTILLES POUR DÉSINFECTER L'HALEINE ET L'ODEUR DÉSAGRÉABLE DE LA FUMÉE DU TABAC.

Chlorure de chaux	28	gram.
Sucre vanillé	12	gram.
Gomme arabique	20	gram.

On fait, selon l'art, des pastilles du poids de 8 à 9 décigrammes.

EAU DE COLOGNE.

Prenez :

Esprit de vin rectifié	3,000	gram.
Esprit de romarin	500	gram.

Eau de mélisse composée...............	500	gram.
Huile essentielle de bergamote........	4	gram.
Id. de cédrat.............	4	gram.
Id. de citron.............	8	gram.
Id. - de néroly	6	gram.

On met toutes ces substances dans une bouteille, et on agite le mélange. Cette eau est employée le plus habituellement pour la toilette.

Elle a la même vertu que l'eau de mélisse; elle est très-bonne aussi, étendue dans l'eau, pour se rincer la bouche.

SEL VOLATIL ANGLAIS.

| Sel ammoniac pulvérisé.............. | 64 | gram. |
| Carbonate de potasse sel........... | 96 | gram. |

Mêlez promptement, et introduisez dans des flacons bouchés à l'émeri.

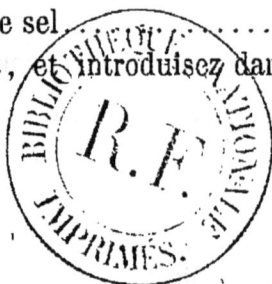

FIN.

TABLE.

CHAPITRE PREMIER.

CHAPITRE SECOND.

CHAPITRE TROISIÈME.

CHAPITRE QUATRIÈME.

CHAPITRE CINQUIÈME.

CHAPITRE SIXIÈME.

CHAPITRE SEPTIÈME.

CHAPITRE HUITIÈME.

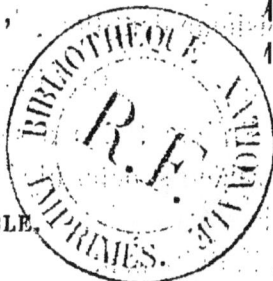

FIN DE LA TABLE.

LIMOGES. — IMPRIMERIE DE BARBOU FRÈRES.

www.ingramcontent.com/pod-product-compliance
Lightning Source LLC
Chambersburg PA
CBHW062031200326
41519CB00017B/5000